AF402145

# LE

# ISPENSAIRE ÉCOLE

## des Dames Infirmières

*de la*

## Société Française de Secours

## aux Blessés Militaires

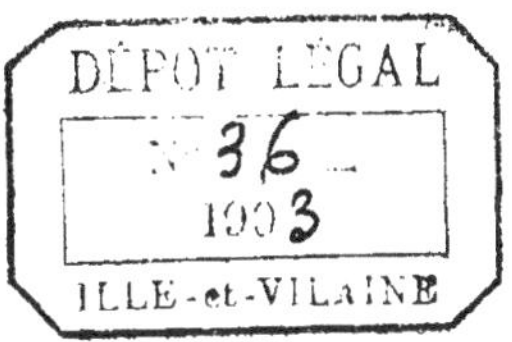

## 172, RUE DE VANVES

### PARIS-PLAISANCE

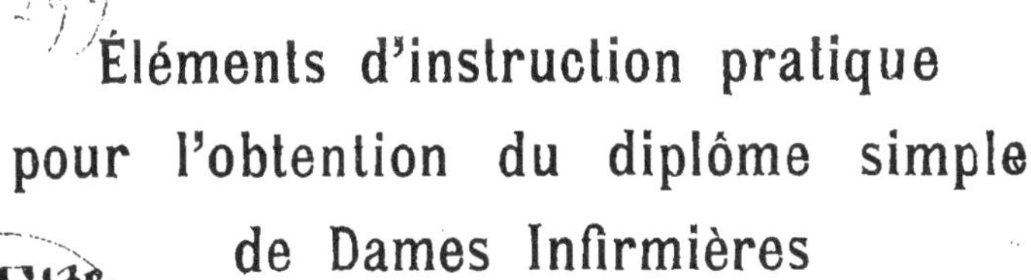

Éléments d'instruction pratique

pour l'obtention du diplôme simple

de Dames Infirmières

# PREMIÈRE LEÇON

## Des Microbes.

1° Les microbes sont des êtres infiniment petits que l'on voit seulement au microscope et qui existent en quantités innombrables dans l'air, dans l'eau, dans le sol. Les uns sont inoffensifs ou indifférents, les autres sont dangereux.

2° Parmi ces derniers il y en a qui se répandent à la surface des plaies et produisent rapidement du pus. Toute plaie est une porte ouverte aux microbes. Il faut donc les empêcher d'entrer et les détruire si l'infection est déjà faite.

## Asepsie et Antisepsie.

1° Les mots *asepsie* et *antisepsie* sont les deux termes qui résument les principes essentiels des méthodes modernes de pansement.

2° L'antisepsie est la lutte contre les germes qui ont envahi la plaie. L'asepsie consiste dans la stérilisation absolue, c'est-à-dire dans la suppression complète des microbes nuisibles.

Par l'asepsie, le chirurgien et ses aides évitent l'introduction des microbes. Par l'antisepsie ils cherchent à détruire les microbes introduits dans l'organisme humain.

L'asepsie est préventive.

L'antisepsie est combattive.

Le mot antisepsie vient de deux mots grecs dont l'un *anti* signifie *contre* et l'autre *sepsie* signifie *infection*. Ces deux termes ne sont pas opposés, ils se complètent et on peut ajouter qu'il n'y a pas d'asepsie sans antisepsie.

On peut dire aussi que l'antisepsie est le moyen d'arriver au but : l'asepsie.

Il existe des substances qui détruisent les microbes et méritent ainsi le nom d'antiseptiques. Les plus employées sont l'alcool, le permanganate de potasse, l'acide phénique, le bichlorure de mercure ou sublimé, le salol, l'iodoforme, l'aristol, le naphtol camphré. Malheureusement certains microbes peuvent encore résister à l'action de ces substances. La chaleur est au contraire un moyen sûr de détruire tous les microbes d'une façon constante et régulière quelle que soit la façon dont on la fait agir, soit par le flambage ou l'ébullition, soit dans les étuves à air sec ou dans les étuves à vapeur d'eau sous pression. La chaleur peut seule assurer d'une façon certaine la stérilisation absolue, l'asepsie parfaite.

Chaque fois qu'il s'agit de panser une plaie ou de procéder à une opération chirurgicale, les méthodes modernes cherchent à la fois à prévenir et à combattre l'infection, si elle existe déjà. Pour cela, il faut avant tout rendre aseptique ce qui est ou sera en contact avec la plaie, les mains, les objets de pansements, les instruments; détruire les microbes qui peuvent déjà exister dans la plaie.

3° L'infection microbienne avec toutes ses conséquences menace tous les blessés et les opérés qui ne sont pas pansés avec une extrême propreté.

Il faut donc que les personnes qui soignent des blessés ou des opérés n'oublient jamais que les microbes existent partout et qu'il suffit d'un moment de négligence, d'une minute d'oubli pour qu'ils infectent une plaie.

Pasteur a montré dans ses merveilleux travaux que l'air filtré à travers une couche assez épaisse d'ouate, abandonnait sur celle-ci tous les germes nuisibles. Il a démontré en outre que dans un corps solide ou liquide ainsi préservé des germes aériens, il ne se développait aucune colonie microbienne. C'est ainsi qu'en mettant les plaies à l'abri des germes extérieurs on les empêche de s'enflammer et de devenir le siège des diverses complications auxquelles l'infection microbienne peut donner lieu.

4° On donne le nom de pansement à une opération qui consiste à appliquer méthodiquement un topique ou un appareil sur une région blessée ou malade du corps.

On désigne sous le nom de topique tout médicament qu'on applique à la surface du corps. Ex. : les antiseptiques, les emplâtres, les onguents.

Avant d'arriver au pansement actuel, la chirurgie a passé par des étapes nombreuses. Lister, médecin écossais, s'inspirant des doctrines de Pasteur, s'est efforcé de lutter contre l'infection de l'air et a préconisé les pansements à l'acide phénique. Vers la même époque, un chirurgien français, Alp. Guérin, se servait de l'ouate pour protéger les plaies contre l'infection de l'air et le pansement ouaté est resté dans la chirurgie contemporaine.

Pour faire un pansement il faut pratiquer l'asepsie et l'antisepsie d'une manière extrêmement rigoureuse et tout ce qui sert au pansement doit être absolument stérilisé. Les mains, les instruments, les tampons, les objets de pansement seront rendus aseptiques avec une extrême minutie.

Le savon constitue l'élément essentiel de toute désinfection. Lorsqu'on veut réaliser l'asepsie dans toute sa rigueur, au lieu d'employer des morceaux de savon qui peuvent être des agents d'infection, lorsqu'ils ont déjà servi, on emploiera avec avantage et sans augmentation de dépense, le savon liquide stérilisé, dont voici la formule :

Formule de M. :

    Savon blanc........................... 2 kilos.
    Eau distillée........................... 5 litres.

Faire dissoudre à chaud et laisser refroidir; puis ajouter 10 litres d'eau distillée, faire bouillir un quart d'heure; laisser refroidir et ajouter 500 c.c. de solution de naphtolate de soude au citron; eau distillée de laurier cerise 10 grammes; ammoniaque liquide 15 gr.; glycérine neutre à 30° : 500 grammes; mélanger le tout et filtrer.

La solution de naphtolate de na au citron se compose de :

    Naphtol a........................... 100 grammes,
    Soude caustique liquide du codex.... 100 grammes,
    Essence de citron........................... 100 centigrammes;

Dissoudre le naphtol dans une quantité suffisante d'alcool; ajouter la soude et l'alcool jusqu'à obtention d'un litre.

Un litre de cette solution correspond à 100 grammes de naphtol a, autrement dit 3 gr. 842 de naphtolate de na.

5° Pour se laver les mains au point de vue *chirurgical*, il faut prendre de l'eau bouillie, du savon, une brosse et une lime à ongles et se frotter aussi longtemps que possible dans l'eau savonneuse, en veillant avec un soin minutieux à ce qu'il ne reste sur les mains aucune impureté, particulièrement au niveau des ongles. Après ce savonnage et ce brossage qui doivent durer dix minutes environ, on enlèvera le savon par un grand lavage à l'eau bouillie qui seule doit être considérée comme propre. Pour enlever ensuite toute trace de matières grasses pouvant exister à la surface des téguments, on fera un lavage rapide à l'éther. Ce nettoyage des mains peut être considéré comme suffisant, si l'on n'a pas été précédemment en contact avec du pus ou une plaie septique, en faisant un pansement chez un malade infecté. Dans ce cas, pour se désinfecter d'une façon certaine, on complétera le lavage précédent par un lavage avec

brossage dans une solution de permanganate de potasse à 10 gr.
pour 1000 suivi d'un lavage dans une solution de 1 pour 5 de bisulfite
de soude (200 grammes de bisulfite pour 800 grammes d'eau bouillie); ce dernier lavage, qui a pour but d'enlever la coloration donnée
aux mains par le permanganate, sera lui-même suivi d'un lavage
au sublimé à 1 pour 1000, ou, ce qui est parfaitement suffisant, d'un
lavage à l'eau bouillie pour enlever le bisulfite dont l'odeur est
particulièrement désagréable et qui, en outre, est irritant pour les
plaies.

Lorsque les mains du chirurgien et de ses aides sont ainsi aseptisées, il faut maintenant que le malade soit dans le même cas.
Il faut donc lui faire subir un nettoyage semblable au niveau de la
plaie que l'on doit panser ou au niveau de la région sur laquelle
va porter l'opération que le chirurgien doit faire. Lorsqu'il s'agit
d'une plaie, on aura soin, toutefois, d'employer seulement au pour-
tour de la plaie, les liquides comme l'éther, l'alcool ou le bisulfite,
dont le contact avec la plaie elle-même occasionnerait une douleur
assez vive.

En chirurgie, savoir se bien laver les mains est une véritable
nécessité, savoir les conserver aseptiques est une autre condition
non moins indispensable; aussi lorsque le lavage des mains est
terminé, il faut prendre l'habitude de ne plus toucher à quoi que
ce soit et il est très important de n'avoir aucune distraction à ce
sujet. Si l'on commet la faute de toucher un objet quelconque qui
ne peut pas être considéré comme aseptique, il est nécessaire de
recommencer à nouveau le lavage des mains.

Quant aux instruments, il faut qu'ils subissent une température
de 150°. Par ce moyen, tous les germes sont détruits. Pour cela on
se sert d'étuves où les instruments sont stérilisés à sec. Quant aux
gazes, tampons, linges, drains en caoutchouc, etc..., qui ne pourraient subir cette chaleur sèche sans brûler, on les stérilise par la
chaleur humide dans un appareil que l'on nomme autoclave et où
la température de 120° sous pression de vapeur d'eau est suffisante
pour tuer tous les microbes, tandis que dans les étuves à air sec,
il est nécessaire de faire monter la température à 150°.

---

## QUESTIONNAIRE

---

1° Qu'est-ce qu'un microbe?
2° Qu'elles peuvent être les conséquences de l'envahissement d'une
plaie par les microbes?

1º Que signifient ces mots : asepsie et antisepsie?
2º Citez quelques substances antiseptiques?
3º Qu'est-ce que l'infection microbienne?
4º Quelles précautions faut-il prendre pour pratiquer l'asepsie et l'antisepsie d'une façon rigoureuse lorsqu'il s'agit de faire un pansement ou de procéder à une opération chirurgicale?
5º Comment doit-on se laver les mains pour les rendre parfaitement aseptiques?

———×———

## DEUXIÈME LEÇON

### Pansements antiseptiques.

1º La charpie, dont on se servait presque exclusivement autrefois dans tous les pansements se faisait avec les vieux linges de toile. Les préceptes d'asepsie et d'antisepsie qui doivent rigoureusement présider à la confection de tout pansement ont fait rejeter la charpie qui, étant faite avec de vieux linges, peut être considérée comme un véritable danger pour les plaies, au point de vue de l'infection microbienne. Si, en temps de guerre, le coton hydrophile venait à faire défaut, on pourrait cependant avoir encore recours à la charpie, mais pour l'employer sans aucun danger pour les malades il faudrait absolument la stériliser par la chaleur, c'est-à-dire à 120º dans la chaleur humide de l'autoclave, ou par l'ébullition prolongée pendant une heure, à défaut d'autoclave.

Le coton hydrophile, la gaze chirurgicale, la tarlatane et divers autres produits similaires, rendus aseptiques par la stérilisation, remplacent aujourd'hui la charpie et le linge avantageusement à tous les points de vue.

2º *Du coton*. — Le coton est employé sous la forme de coton cardé. Cette ouate doit être de bonne qualité, bien élastique, douce au toucher, elle ne doit pas être glacée. On l'emploie journellement, comme nous le verrons, dans les pansements les plus courants, dans les appareils compressifs, et aussi dans la confection des appareils silicatés où elle joue le rôle d'un capitonnage; par sa souplesse et son élasticité, elle répartit, égalise et rend supportable la pression des bandes.

L'ouate ordinaire a l'inconvénient de ne pas absorber les liquides avec lesquels elle est mise en contact, on peut lui donner cette propriété en lui faisant subir une préparation spéciale. L'ouate ainsi préparée devient l'ouate absorbante ou hydrophile dont nous allons dire quelques mots.

Pour rendre hydrophile le coton ordinaire, on le plonge dans une solution de lessive ordinaire résultant de la cuisson de cendres de bois, ou bien on le fait cuire dans une solution de soude du commerce à 4 ou 5 pour 100. Tandis que le coton ordinaire ne se laisse pas pénétrer par les liquides le coton hydrophile, ami de l'eau, comme son nom l'indique, absorbe le sang et les sérosités des plaies, aussi bien que le ferait une éponge. Il est beaucoup plus blanc que le coton ordinaire et s'en distingue au simple toucher par sa consistance un peu moins souple, moins douce, moins onctueuse et par une sorte de sensation de froissement qu'il donne sous la pression des doigts. Sa propriété d'absorber les liquides, et surtout la facilité avec laquelle on peut, sans altérer ses propriétés, le stériliser à l'autoclave à 120° ou par l'ébullition alors que les éponges ne peuvent être stérilisées que par les moyens chimiques toujours moins sûrs que la chaleur, lui ont valu le premier rang parmi les objets de pansements qui ont remplacé la charpie.

3° *Compresses.* — Les compresses sont des pièces de linge et le plus souvent de gaze destinées à recouvrir les plaies dans les pansements, à limiter le champ opératoire et à protéger les tissus de diverses façons au cours des interventions chirurgicales; elles doivent être fines, sans plis et sans ourlets, elles peuvent être simples ou pliées en plusieurs doubles. En général, les compresses sont repliées; on leur donne diverses formes, elles sont longues, carrées ou triangulaires.

Elles sont employées sèches ou mouillées. Les dimensions des compresses varient suivant l'étendue des plaies à recouvrir et le but que l'on veut atteindre. Les grandes compresses qui servent à limiter le champ opératoire peuvent avoir 0,50 de longueur sur 0$^m$ 30 de largeur environ ou former de grands carrés de 0,60 à 0,50 de côté. Les petites compresses qui remplacent aujourd'hui les éponges dans les opérations sont pliées en plusieurs doubles et forment le plus souvent des carrés de 0,08 à 0,10 centimètres de côté.

Les bandes taillées dans une pièce de gaze ou de tarlatane ont, pour beaucoup d'usages, remplacé de nos jours les bandes de toile ou de coton. Elles ont sur les bandes de toile plusieurs avantages : elles s'appliquent plus facilement sans former de godets; leur peu de valeur permet de ne les faire servir qu'une fois; on les coupe au moment d'enlever le pansement et l'on évite ainsi au malade ou au blessé la manœuvre fatigante ou douloureuse qui consiste à dérouler la bande de toile. Les bandes de toile n'en restent pas moins indispensables dans certains cas, notamment pour la confection des appareils plâtrés et silicatés, et des appareils fortement compressifs.

4° On donne le nom de chefs aux deux extrémités de la bande; l'un des chefs dit « initial » est celui par lequel on commence l'application; l'autre chef est dit « chef terminal ».

Les bandes de gaze ou de tarlatane s'emploient toujours mouillées.

5° Indépendamment des objets directement nécessaires à la confection des pansements, le matériel de toute installation destinée aux blessés doit comprendre : des alèzes ou draps pliés en plusieurs doubles, pour garantir la literie du blessé ou la table d'opération contre l'infiltration du sang et des liquides; des cuvettes, bassins, seaux, etc., etc...

6° *Le catgut* que l'on emploie constamment pour lier les vaisseaux, est une sorte de corde à boyau, fabriquée avec des intestins de mouton; il en existe de différentes grosseurs appropriées à l'importance des vaisseaux à lier. Le catgut a la propriété précieuse de pouvoir être resorbé par les tissus, de sorte qu'une ligature placée sur un vaisseau au cours d'une opération, disparaît ultérieurement sans laisser de traces.

Le catgut ne peut supporter l'ébullition dans l'eau sans être mis hors d'usage; aussi sa stérilisation nécessite-t-elle certaines précautions. On le stérilise par les moyens chimiques qui sont parfois d'une efficacité incomplète, ou mieux en le plaçant dans de l'alcool, contenu dans des tubes qui sont solidement fermés au moyen d'un écrou que l'on met ensuite dans l'autoclave à 115°.

7° *Le crin de Florence* n'est pas résorbable comme le catgut; aussi est-il employé surtout pour les sutures de la peau, dans lesquelles chaque anse de fil est nouée à l'extérieur et peut être enlevée facilement lorsque la réunion des deux lèvres de la plaie est achevée.

8° *La soie* qui sert soit pour les ligatures des vaisseaux, soit pour les sutures, n'est pas résorbable et la persistance des soies abandonnées dans les tissus par le chirurgien donne quelquefois lieu à de petites complications.

9° Les Drains ou tubes à drainage sont des tubes en caoutchouc percés latéralement de trous espacés de distance en distance. Pour être utilisables dans les pansements ou dans les opérations, ces tubes de différents calibres doivent être toujours stérilisés par l'ébullition dans l'eau carbonatée pendant une demi-heure, lorsqu'ils n'ont pas été stérilisés d'avance et conservés dans des tubes en verre également stérilisés.

10° Le drainage chirurgical a pour but de faciliter l'écoulement continu des secrétions des plaies et de s'opposer à la rétention du pus et aux accidents qu'elle peut entraîner.

---

## QUESTIONNAIRE

---

1° Qu'est-ce que la charpie?
2° Parlez du coton simple et du coton hydrophile?
3° Dites ce que vous savez sur les compresses?
4° Quelles sont les bandes dont on se sert le plus souvent pour les pansements?
5° Qu'est-ce qu'une alèze?
6° Qu'est-ce que le catgut?
7° Qu'est-ce que le crin de Florence?
8° Quelle différence y a-t-il entre le catgut et la soie employée comme ligatures?
9° Parlez des drains?
10° Quel est le but du drainage.

--- × ---

## TROISIÈME LEÇON

---

### Stérilisation.

---

1° Stériliser un objet quelconque, instrument ou objet de pansement, c'est lui faire subir un traitement capable de tuer les microbes qu'il contient. Un objet convenablement stérilisé ne renferme donc aucun germe infectieux, ce que l'on exprime d'un seul mot en disant que cet objet est *aseptique*.

2° On obtient ce résultat par plusieurs moyens qui varient selon la nature de l'objet à stériliser. Ces moyens peuvent se ramener à deux méthodes principales : 1° *Stérilisation par action chimique*, à l'aide d'un agent antiseptique liquide ou gazeux; 2° *Stérilisation par l'action de la chaleur* dans ses divers modes d'application ; action de l'eau bouillante pendant une heure, action de la vapeur d'eau sous pression (autoclave), action de la chaleur sèche (étuve sèche), flambage à l'alcool.

On se sert des étuves à air sec pour les instruments parce que le métal peut supporter une température de 150° dans l'air sec sans être abîmé; tandis que la plupart des objets de pansement ne pourraient supporter cette température à l'étuve sèche sans être brûlés.

On arrive cependant à stériliser tout aussi bien les objets qui ne peuvent résister à 150° à l'étuve à air sec en les soumettant seulement à une température de 120° à l'autoclave. Dans ce dernier appareil, en effet, les objets sont immergés dans la vapeur d'eau sous pression, qui donne une température parfaitement uniforme dans toutes les parties de l'appareil et assure ainsi la destruction de tous les microbes que peuvent renfermer les objets soumis à la stérilisation. L'étuve à air sec, au contraire, ne donne pas une température aussi parfaitement uniforme et le thermomètre peut accuser une température de 120 ou 130°, alors que certains points de l'étuve ne seront qu'à une température bien inférieure à 120°.

Si la vapeur d'eau n'abîmait pas les instruments en les rouillant, on pourrait faire toutes les stérilisations avec l'autoclave à 120°, mais, pour cette raison, il convient d'avoir dans toute installation chirurgicale deux appareils, l'un à air sec (étuve sèche) pour les instruments, l'autre à vapeur (autoclave).

Il est indispensable qu'une infirmière apprenne à faire fonctionner ces deux appareils d'un usage courant, l'étuve à air sec et l'autoclave.

3° Le fonctionnement de *l'étuve à air sec* n'est pas compliqué et nécessite seulement une surveillance attentive. L'étuve chauffée au gaz est pourvue d'un régulateur qui permet de maintenir la température à 150° dès que celle-ci est atteinte, lorsque l'appareil a été bien réglé. La durée *minima* de la stérilisation doit être d'une demi-heure à partir du moment où le thermomètre marque 150°, et pendant cette demi-heure, il faut soigneusement veiller à ce que la température ne baisse pas au-dessous de 150°.

4° L'emploi de *l'autoclave* demande une attention plus grande encore, car un défaut de surveillance peut déterminer une explosion qui peut occasionner de graves accidents et qui aurait tout au moins comme conséquence de détériorer complètement l'appareil.

L'autoclave se compose essentiellement d'une marmite en cuivre dont le couvercle se ferme hermétiquement au moyen de boulons mobiles qu'il faut serrer suffisamment, mais cependant sans exagération; mais avant de le fermer ainsi, il ne faut jamais oublier de vérifier s'il y a dans l'appareil une quantité d'eau suffisante; sans cette précaution, l'autoclave se trouvant à sec, les soudures ne résisteraient pas à la chaleur produite par les brûleurs à gaz placés au-dessous de l'appareil et celui-ci serait ainsi mis hors d'usage ; pour éviter cet accident le niveau de l'eau contenu dans l'autoclave doit atteindre et même dépasser le fond, percé de trous, du panier métallique destiné à recevoir les objets à stériliser; le panier étant placé dans l'autoclave, il sera facile de constater si l'eau recouvre entièrement la plaque perforée qui forme sa paroi inférieure.

Les objets à stériliser ayant été placés dans le panier, les boulons du couvercle étant vissés, on ouvre le robinet placé sur le couvercle, de façon à ce que l'air contenu dans l'appareil puisse s'échapper lorsque l'eau entrera en ébullition, et céder ainsi la place à la vapeur d'eau qui doit remplir complètement la marmite pour que la température y soit égale partout. On met alors l'appareil en marche en allumant les deux rampes de gaz placées au-dessous, et, quand la vapeur s'échappe violemment par le robinet du couvercle, on ferme ce robinet; l'appareil entre alors en pression et l'on voit l'aiguille du manomètre placé sur le couvercle se déplacer lentement, indiquant successivement que la pression intérieure s'élève à une demi, une, une et demie et deux atmosphères, en même temps que la température s'élève progressivement de 100° à 134°

Quand l'aiguille du manomètre commence à marcher, il est bon d'ouvrir un instant le robinet du couvercle, pour laisser échapper un jet de vapeur, et de répéter cette manœuvre une seconde fois quelques instants après.

Lorsque l'aiguille du manomètre marque 120° on note l'heure exacte, il ne reste plus qu'à maintenir pendant vingt minutes la température de l'autoclave à 120°. Pour cela, on éteint une des deux rampes de gaz, la plus grande ordinairement, et l'on modère l'arrivée du gaz au niveau de celle qui reste allumée. Avec un peu d'habitude on arrive très facilement à régler l'arrivée du gaz par tâtonnement, et on obtient ainsi une température à peu près constante.

Pendant tout le temps où l'appareil fonctionne, il ne faut jamais s'en éloigner, car on ne doit pas avoir une confiance absolue dans la soupape de sûreté dont l'autoclave est muni, et le seul moyen d'éviter à coup sûr tout danger d'explosion consiste à surveiller constamment le manomètre et à diminuer l'arrivée du gaz dès que l'aiguille indique une température supérieure à 120°.

Lorsque le temps nécessaire à la stérilisation est écoulé, on éteint complètement le gaz, et, *avant d'ouvrir le couvercle*, on attend que l'aiguille du manomètre soit descendue à 0°. Alors seulement on ouvre le robinet du couvercle, et un léger sifflement indique la rentrée de l'air dans l'appareil. On peut maintenant desserrer les boulons du couvercle et ouvrir l'autoclave pour enlever les objets stérilisés.

5° Il est facile de contrôler les stérilisations faites soit à l'autoclave soit dans l'étuve à air sec. Il existe, en effet, un certain nombre de moyens de contrôle, qui tous sont basés sur les modifications telles que *fusion*, *décomposition*, qui se produisent toujours à la même température pour un même produit chimique. Pour s'assurer, par exemple, qu'un objet de pansement a été porté à la température de 120° dans l'autoclave, il suffit de disposer à côté de cet objet un tube renfermant un produit chimique qui fond à 120°; si le contenu de ce tube-témoin n'est pas fondu lorsque la séance de stérilisation est terminée et qu'on a retiré les objets de pansement, on doit en conclure que la stérilisation a été mal faite et que la température de l'autoclave n'a pas atteint 120°. Avec des tubes-témoins renfermant un produit fusible à 150°, on exercera le même contrôle pour la stérilisation des instruments dans l'étuve à air sec.

6° L'autoclave et l'étuve à air sec sont les appareils de stérilisation les plus parfaits, mais on ne les trouve pas en dehors du Dispensaire ou de l'Hôpital, et il est nécessaire de savoir s'en passer lorsqu'on est en pleine campagne dans l'obligation de soigner un cas urgent. En pareil cas, on se contentera de faire bouillir dans de l'eau pendant *une heure* au minimum les objets destinés à l'opération ou au pansement.

Lorsqu'il s'agit de soumettre des instruments à l'ébullition, il est bon, si l'on peut s'en procurer, d'additionner l'eau de carbonate de soude (une petite poignée par litre environ); pour ne pas ternir et noircir les instruments, il est préférable d'attendre l'ébullition de cette eau, avant de les y plonger; si on les met dans le liquide froid qui s'échauffe ensuite peu à peu, ils se couvrent de taches noires qu'il est impossible de faire disparaître.

Pour les compresses et les tampons destinés à une opération d'urgence, on obtiendra une excellente stérilisation en les faisant bouillir une demi-heure dans de l'eau additionnée de sel de cuisine (10 grammes par litre), tandis que dans l'eau simple, sans addition de sel, une heure d'ébullition est absolument nécessaire. Bien entendu le temps nécessaire pour la stérilisation ne doit être compté qu'à partir du moment où l'eau commence à bouillir.

Des récipients, cuvettes, plats creux, assiettes, bassins creux sont nécessaires pour pratiquer une opération ou faire un pansement, et l'on y répartira les liquides destinés au lavage des mains (eau bouillie, solutions antiseptiques, alcool) ou les différents objets de pansement (compresses, tampons). Ces récipients seront facilement stérilisés par le flambage à l'alcool. Si l'on n'a pas à sa disposition de l'alcool à 90°, on emploiera pour cet usage de l'eau-de-vie ordinaire, de l'eau de Cologne, etc... Lorsque ces récipients sont ainsi stérilisés, une bonne infirmière ne manquera jamais, en les transportant, d'éviter soigneusement de mettre ses doigts sur la face interne flambée.

On peut aussi, dans les cas très urgents, employer le flambage à l'alcool pour certains instruments, mais ce procédé doit, en règle générale, être réservé aux instruments mousses et nickelés; il ne peut, en effet, être substitué à l'ébullition pour les instruments tranchants ou piquants, bistouris, couteaux, ciseaux, aiguilles, que le flambage rend inutilisables en détruisant la trempe de l'acier.

En ce qui concerne la stérilisation des mains, il suffira d'ajouter, après ce qui a été dit dans une leçon précédente, que dans les cas d'urgence, lorsqu'on ne peut se procurer aucun antiseptique, on arrivera toujours à se désinfecter très suffisamment les mains par un brossage *prolongé dans l'eau savonneuse*, chaude autant que possible, pendant une durée minima de dix minutes, suivi d'un rinçage dans de l'eau bouillie et dans l'alcool fort dont on s'est servi pour flamber les cuvettes.

## QUESTIONNAIRE

1° En quoi consiste la stérilisation?
2° Quels sont les différents moyens de stérilisation?
3° Comment se sert-on de l'étuve à air sec?
4° Quelle est la technique du fonctionnement de l'autoclave?
5° Comment peut-on contrôler les stérilisations?
6° Quels sont les moyens de stérilisation en cas d'urgence, sans aucun appareil spécial?

## QUATRIÈME LEÇON

### Pansements.

On distingue deux variétés principales de pansements, les pansements *secs* qui peuvent convenir à toutes sortes de plaies chirurgicales ou accidentelles, et les pansements *humides*, qui s'emploient en général pour les plaies infectées et suppurées ; dans la plupart des cas, d'ailleurs, l'infirmière chargée de panser un blessé aura soin de faire préciser par le chirurgien si le pansement doit être sec ou humide.

1° *Pansement sec.* — Pour faire un pansement sec, on a besoin des objets suivants qui viendront recouvrir la partie malade dans l'ordre indiqué : 1° gaze *aseptique*, c'est-à-dire stérilisée par la chaleur, sans action d'aucun produit chimique, ou dans certains cas où le chirurgien le jugera utile, gaze *antiseptique*, c'est-à-dire imprégnée d'une poudre antiseptique telle que la poudre d'iodoforme, de salol ou d'aristol ; 2° coton hydrophile, stérilisé à l'étuve, chaque fois que la chose sera possible, attendu que les paquets de coton hydrophile qu'on trouve dans le commerce sont loin d'être aseptiques ; 3° coton ordinaire, c'est-à-dire non absorbant, de préférence stérilisé à l'étuve ; 4° des bandes qui, suivant les cas, pourront être soit des bandes de tarlatane, soit des bandes de crêpe Velpeau, très utiles lorsque l'on veut exercer une certaine compression sur la partie malade, soit enfin des bandes de toile ordinaire. On ne doit jamais oublier que, dans tout pansement, les dimensions des pièces que l'on superpose doivent toujours être telles que chaque pièce dépasse en tous sens la pièce sur laquelle on l'applique.

On met directement sur la plaie, de la gaze et non pas du coton, parce que celui-ci adhère trop facilement aux lèvres de la plaie et qu'il est difficile de débarrasser celle-ci de cette couche adhérente.

Le coton qui recouvre immédiatement la gaze, en la dépassant en tous les sens, doit être hydrophile, c'est-à-dire absorbant, de façon à ce que le sang ou la sérosité qui peut s'écouler de la plaie soit absorbé rapidement par cette couche de coton, au lieu de séjourner au niveau de la plaie ou de s'écouler au dehors, en s'infiltrant entre le pansement et la peau. La deuxième couche de coton, disposée au-dessus de la précédente, doit être, au contraire, composée de coton ordinaire, non absorbant, qui empêche le suintement lorsqu'il s'est produit, de traverser toute l'épaisseur du pansement, et forme ainsi une sorte de barrière isolatrice entre la plaie et l'extérieur, tandis qu'un pansement entièrement composé de matières spongieuses, imprégnées de sang ou de sérosité, laisserait facilement les germes extérieurs pénétrer jusqu'au niveau de la plaie et produire l'infection que l'on s'efforce d'éviter. Là encore, la couche de coton ordinaire doit dépasser dans toutes ses dimensions la couche de coton hydrophile, de façon à ce que celle-ci soit entièrement séparée de l'enveloppe extérieure formée par les bandes ;

2° *Pansement humide.* — Dans sa plus grande simplicité, ce pansement consiste en compresses imprégnées d'eau bouillie que l'on applique sur la partie malade. En second lieu on superpose un morceau de taffetas gommé débordant les compresses humides de un à deux travers de doigt. En troisième lieu on recouvre le tout d'une couche de coton ordinaire assez épaisse et débordant largement le taffetas gommé. En quatrième lieu on achève le pansement en l'enveloppant entièrement et en le comprimant légèrement avec une bande qui doit être posée de façon à ce que l'ouate ne soit pas complètement recouverte et déborde d'un travers de doigt environ.

Il est ici de toute importance que la pièce de taffetas gommé ait des dimensions suffisantes pour qu'elle déborde en tous sens les compresses humides ; en raison de son imperméabilité, le taffetas gommé empêche ainsi l'évaporation et la dessiccation du pansement humide qui, dès qu'il a séché, doit être renouvelé.

Il est non moins important de n'employer que du coton ordinaire non absorbant, dans la confection du pansement humide, car le coton hydrophile, pour peu que le taffetas gommé ne soit pas soigneusement interposé, absorberait rapidement le liquide des compresses humides.

Sauf indication spéciale fournie par le chirurgien, le liquide dont sont imprégnées les compresses doit être de l'eau stérilisée soit à l'autoclave à 120° dans la vapeur d'eau sous pression, soit simplement par l'ébullition prolongée pendant une heure au minimum.

3° Il faut bien se garder surtout d'appliquer des pansements humides à l'eau phéniquée faible ou forte, car l'évaporation de l'eau a pour résultat de concentrer la solution d'acide phénique, et il peut résulter de cette application intempestive des accidents graves de gangrène imputables uniquement à l'action caustique de l'acide phénique.

Les pansements humides au sublimé employé en solution à 1 p. 2,000 ou à 1 p. 4,000 n'exposent pas à des dangers semblables, mais ils détermineront chez certains sujets une réaction inflammatoire assez vive au niveau des téguments qui nécessite, dès qu'elle est constatée, la suppression immédiate des compresses au sublimé et leur remplacement par des compresses à l'eau bouillie.

L'eau boriquée, stérilisée à l'autoclave ou par ébullition, peut sans inconvénient être employée dans les pansements humides, mais les propriétés antiseptiques de l'acide borique sont en réalité si faibles qu'il n' y a véritablement aucun avantage à remplacer l'eau stérilisée simple par l'eau boriquée.

4° Qu'il s'agisse d'un pansement sec ou humide, la technique que l'on doit suivre sera toujours la même et comprendra les divers temps suivants :

1° Stérilisation des instruments et lavage des mains ;

2° Savonnage et brossage de la peau du blessé, tout autour de la plaie ;

3° Nettoyage de la plaie au moyen de tampons de coton hydrophile stérilisés préalablement et imprégnés d'eau également stérilisée ou de solutions antiseptiques, telles que la liqueur de Van Swieten ou les solutions phéniques lorsqu'il s'agit de plaies infectées ;

5° Chaque fois que l'on vient de terminer un pansement, il faut, avant de procéder à un autre pansement, stériliser de nouveau les instruments dont on s'est servi et se laver soigneusement les mains dans l'eau chaude savonneuse, et même si l'on a touché du pus ou une plaie quelconque septique, désinfecter complètement ses mains par un brossage énergique dans une solution forte de permanganate de potasse et dans le bisulfite, ou tout au moins, à défaut de ces solutions, dans de l'alcool à 90°.

---

## QUESTIONNAIRE

1° En quoi consiste un pansement sec ?

2° Comment fait-on un pansement humide ?

3° Quels sont les dangers du pansement humide à l'acide phénique?

4° Quelle est la technique d'un pansement au point de vue de son application, qu'il s'agisse d'un pansement sec ou d'un pansement humide ?

5° Quelles précautions doit-on prendre après avoir pansé un blessé et avant de panser un autre malade ?

---

## CINQUIÈME LEÇON

### Solutions antiseptiques.

1° Indépendamment de l'alcool à 90°, du permanganate de potasse avec lequel on fait des solutions plus ou moins concentrées à 1 p. 2,000, 1 p. 1,000, 1 p. 500, 1 p. 100 suivant les cas, les liquides antiseptiques les plus couramment employés pour le traitement des plaies sont les solutions d'acide phénique et de sublimé.

Comme nous l'avons dit dans une leçon précédente, il faut absolument éviter d'employer les solutions phéniquées en pansements humides permanents, mais on peut s'en servir pour laver certaines plaies infectées ou faire des pulvérisations sur ces plaies.

2° *L'acide phénique* ou phénol extrait du résidu de la distillation de la houille, est un des premiers antiseptiques qui aient été employés en chirurgie, pendant la guerre de 1870-1871 en particulier, le pansement à l'acide phénique, combiné à l'alcool, a été très largement utilisé pour le traitement des plaies.

Avec l'asepsie, l'usage de l'acide phénique, qui n'est pas d'ailleurs sans présenter parfois quelques inconvénients, s'est trouvé considérablement restreint et il a même entièrement disparu dans beaucoup de services de chirurgie. Cependant comme un certain nombre de chirurgiens continue à s'en servir, on doit connaître le mode de préparation des solutions les plus employées, qui sont les deux solutions de Lister, l'une *forte* composée de 5 grammes d'acide phénique pour 10 grammes d'alcool et 90 grammes d'eau (solution au vingtième) et l'autre *faible*, composée de 2 gr. 50 d'acide phénique pour 10 grammes d'alcool et 90 grammes d'eau (solution au quarantième).

L'acide phénique étant peu soluble dans l'eau, il convient pour préparer les deux solutions qui viennent d'être indiquées, de le mélanger d'abord avec l'alcool dans lequel il est soluble en toutes proportions ; on ajoute ensuite l'eau destinée à former la solution au titre voulu.

L'acide phénique est également soluble en toutes proportions dans la glycérine et, dans tout matériel de chirurgie d'urgence, on pourra conserver plus avantageusement qu'en solution alcoolique une solution-mère d'acide phénique dans la glycérine composée de 50 grammes de glycérine et de 50 grammes d'acide phénique ; on fera un litre de solution forte ou deux litres de solution faible en versant 100 grammes de cette solution dans un litre (solution *forte*) ou deux litres (solution *faible*) d'eau bouillie.

Pour éviter toute confusion avec d'autres solutions, on colore, en général, dans les hôpitaux de Paris, les solutions phéniquées au rouge de Bordeaux, de façon à leur donner une teinte rosée, qui permet de les distinguer des autres préparations.

Il convient d'ajouter que, dans le commerce, on trouve l'acide phénique sous deux formes : à l'état *solide* en cristaux formant de longues aiguilles blanches, et à l'état *liquide*, en solution dans l'alcool rectifié à .90°, dans la proportion d'une partie d'acide phénique pour une partie d'alcool.

3° Le sublimé corrosif ou bichlorure de mercure est une poudre blanché, d'une saveur âcre, très caustique, soluble dans l'eau distillée et l'alcool. C'est un des plus énergiques antiseptiques chimiques ; sa valeur antiseptique est bien supérieure à celle de l'acide phénique. C'est un poison des plus violents, aussi les solutions de sublimé doivent-elles être soigneusement étiquetées et renfermées dans l'armoire aux poisons, dont une surveillante seule doit avoir la clef.

Pour pouvoir préparer la solution la plus employée, c'est-à-dire la solution à 1 p. 1,000, à laquelle on donne le nom de liqueur de·Van Swieten, il faut avoir dans toute pharmacie de-campagne des paquets ainsi composés :

<pre>
Sublimé ........................  1 gramme.
Acide tartrique................  1 gramme.
Carmin d'indigo..............  5 milligrammes.
</pre>

En jetant le contenu d'un de ces paquets dans un litre d'eau bouillie, on aura la liqueur de Van Swieten, qui, additionnée d'un litre ou de trois litres d'eau bouillie, donnera la solution à 1 p. 2,000 ou 1 p. 4,000.

Le sublimé en poudre s'altère très rapidement sous l'influence des moindres traces d'humidité, aussi doit-on conserver les paquets de sublimé préparés d'avance dans une boîte en métal, placée elle-même parfaitement au sec.

4° On peut également préparer d'avance une dose concentrée de sublimé sous forme liquide, plus facile à conserver sans altération, en faisant une solution-mère de sublimé dans l'alcool, dans les proportions suivantes :

<pre>
Alcool à 90°.................  150 centimètres cubes.
Sublimé ....................  5 grammes.
</pre>

Cette solution concentrée sera conservée à l'abri de la lumière dans un flacon jaune, parfaitement bouché à l'émeri.

Avec ces 150 centimètres cubes de solution-mère et cinq litres d'eau bouillie, on peut faire instantanément cinq litres de liqueur de Van Swieten.

D'autre part, il faut retenir que *deux* cuillerées à bouche de cette solution contiennent 1 gramme de sublimé et transformeront 1 litre d'eau bouillie en 1 litre de liqueur de Van Swieten, tandis qu'*une* cuillerée à bouche dans 1 litre d'eau bouillie donnera la solution à 1 p. 2,000, et une cuillerée à bouche dans deux litres d'eau bouillie, la solution à 1 p. 4,000.

5° Il ne faut jamais oublier que le sublimé est un poison très violent et que les doses minimes peuvent donner lieu à des accidents graves. Aussi faut-il se méfler de l'intoxication par le sublimé, même en employant des solutions très faibles, lorsqu'on l'utilise pour panser de larges plaies dont la surface peut absorber rapidement une certaine quantité de la substance toxique. A plus forte raison devra-t-on bien se garder de mettre en contact avec les muqueuses qui absorbent si bien, pour un lavage de bouche ou un gargarisme, une solution de sublimé si faible qu'elle soit.

En un mot l'usage du sublimé doit être réservé pour les plaies des téguments, et doit être l'objet d'une grande attention dès que la plaie a une grande étendue.

Il est bon de connaître les signes principaux de l'intoxication par le sublimé, de façon à cesser l'emploi de cet antiseptique à la première apparition de ces signes qui sont les suivants : gonflement et irritation des gencives et de la langue (stomatite mercurielle), diarrhée, etc...

---

## QUESTIONNAIRE

---

1° Quelles sont les solutions antiseptiques les plus employées ?

2° Comment sont composées les solutions phéniquées *forte* et *faible?* Comment les prépare-t-on ?

3° Quelle est la solution de sublimé la plus employée et quel nom lui donne-t-on ?

4° Comment prépare-t-on une solution-mère de sublimé et comment doit-on la conserver pour qu'elle ne s'altère pas ?

5° Quels sont les dangers de l'emploi du sublimé ?

---×---

## SIXIÈME LEÇON

---

### Des Antiseptiques employés dans les pansements.

---

1° Parmi les antiseptiques employés sous forme de poudre, l'iodoforme est sans contredit le meilleur, et le seul reproche qu'on puisse faire à son emploi réside dans l'odeur insupportable qu'il dégage et qui est particulièrement pénétrante et tenace.

L'iodoforme se présente en paillettes de couleur jaune de soufre, insoluble dans l'eau, il est soluble dans l'alcool et l'éther.

Pendant la période où l'antisepsie était seule employée, l'iodoforme a été longtemps considéré comme indispensable dans tout pansement, soit à l'état de poudre, soit sous la forme de gaze iodoformée, soit encore en pommade et l'on peut dire qu'on en a fait de véritables abus. Avec l'emploi de l'asepsie pure et simple, l'emploi de l'iodoforme s'est trouvé considérablement restreint ; il n'y a, en effet, aucune raison pour l'employer dans les pansements des plaies aseptiques, comme la plupart des plaies chirurgicales, sur lesquelles il suffit d'appliquer des compresses de gaze aseptiques.

L'application de poudre d'iodoforme reste donc réservée actuellement au pansement de certaines plaies infectées et semble notamment modifier avantageusement les plaies tuberculeuses.

2° Il est important de savoir que l'iodoforme n'est pas une substance inoffensive, qu'on peut employer sans mesure et sans crainte.

A une époque où, faisant de l'antisepsie désordonnée et en réalité plutôt nuisible, on se servait de l'iodoforme à doses invraisemblables, l'empoisonnement iodoformique a déterminé un certain nombre de morts.

Sans être assez grave pour entraîner une terminaison mortelle, l'intoxication par l'iodoforme peut causer des accidents assez sérieux *locaux*, c'est-à-dire développés au niveau de l'application iodoformée; et *généraux*, c'est-à-dire agissant sur l'organisme, en dehors du lieu d'application du médicament.

La toxicité de l'iodoforme ne dépend pas seulement de la dose employée, elle varie aussi suivant les individus, et, à cet égard, il est des personnes qui présentent une susceptibilité toute particulière vis-à-vis de l'iodoforme et ne peuvent supporter le moindre pansement iodoformé sans présenter des accidents d'intoxication. Il importe donc de connaître la nature de ces accidents locaux ou généraux pour cesser l'emploi de l'iodoforme dès qu'on les voit se manifester.

Les accidents *locaux* consistent essentiellement en un érythème vésiculeux et des éruptions eczémateuses, qui parfois envahissent les téguments sur une étendue considérable et peuvent se développer sur toute la surface du corps.

Les accidents *généraux*, dans les empoisonnements légers, se manifestent par des troubles gastriques, de l'inappétence, un goût désagréable que le malade conserve dans la bouche, et qui se double d'une odeur alliacée, lorsqu'il fait usage des couverts d'argent (ce qui est dû à une production d'iodure d'argent avec formation d'acétylène). Dans le cas d'empoisonnement grave, on voit apparaître des phénomènes nerveux plus ou moins accentués, de l'insomnie, de l'agitation, du délire.

3° *L'iodol* est une poudre d'un brun clair, peu soluble dans l'eau, soluble dans l'alcool et dans l'éther.

*Le salol*, avec lequel on prépare une gaze antiseptique pour pansements, forme une poudre blanche, cristalline, d'une odeur agréable, insoluble dans l'eau, soluble dans l'alcool, l'éther et les huiles.

Son pouvoir antiseptique est inférieur à celui de l'iodoforme, et son application donne lieu chez certains sujets à des éruptions cutanées qui obligent à en suspendre l'emploi.

*L'aristol* présente l'avantage de n'être pas irritant pour la peau et de n'entraver en aucune façon la production d'un nouvel épiderme à la surface des plaies. Aussi l'emploie-t-on souvent d'une façon très efficace pour le pansement de certaines ulcérations de la peau dont l'iodoforme et le salol entraveraient plutôt la cicatrisation.

4° Il nous reste à énumérer quelques produits dont on peut encore avoir besoin pour les pansements, et qui doivent se trouver dans toute boîte de pharmacie.

Le chlorure de zinc est un antiseptique de premier ordre qui peut rendre de grands services dans le traitement des plaies infectées et des foyers tuberculeux. On l'emploie en solutions plus ou moins fortes, à 1, 2, 5 et 10 %. La solution à 1 ou 2 % peut être employée dans certains cas sous forme de pansement humide. A dose plus élevée, à 5 et 10 % par exemple, le chlorure de zinc est trop caustique pour cet usage et ne doit servir qu'à toucher les plaies de mauvaise nature.

La *vaseline*, qui remplace actuellement presque tous les corps gras usités en thérapeutique, doit faire partie de tout matériel pharmaceutique. C'est avec elle qu'on prépare la plupart des *pommades* antiseptiques, iodoformée, salolée, sublimée, boriquée, etc., employées dans certains pansements.

Le collodion est une substance souvent très utile pour les pansements d'urgence. C'est avec le collodion appliqué sur une mince couche de coton hydrophile qu'on réalisera d'une façon très efficace un pansement *occlusif*, par exemple dans le cas de plaie pénétrante de poitrine par une lame étroite ou par un projectile de petit calibre. Le collodion qui se présente à l'état liquide a, en effet, la propriété de se sécher rapidement et de former ainsi une pellicule adhérant très fortement à la peau sur laquelle on l'a appliqué.

Le collodion se prépare en dissolvant du fulmi-coton dans un mélange d'éther et d'alcool ; comme ces deux substances s'évaporent très rapidement, il faut avoir soin de boucher soigneusement les flacons de collodion, et comme celui-ci est, d'autre part, très inflammable, il faut éviter de l'approcher du feu ou des lumières.

# QUESTIONNAIRE

1° Qu'est-ce que l'iodoforme et quels sont ses modes d'emploi ?

2° Quels sont les accidents auxquels l'iodoforme peut donner lieu ?

3° Citez quelques autres poudres antiseptiques fréquemment employées ?

4° Dans quel cas peut-on se servir du chlorure de zinc ?

5° Avec quelle substance prépare-t-on la plupart des pommades médicamenteuses ?

6° Qu'est-ce que le collodion et à quoi sert-il ?

———·——×——·———

## SEPTIÈME LEÇON

**Généralités sur les fractures. — Leur traitement.**
**Appareils provisoires. — Appareil plâtré.**

1° On divise les fractures en fractures *simples* ou *fermées*, c'est-à-dire non compliquées de plaies faisant communiquer le foyer de fracture avec l'extérieur, et en fractures *ouvertes* ou *compliquées*, dans lesquelles il existe, au contraire, une plaie de la peau et des parties molles sous-jacentes, établissant une communication entre l'extérieur et le foyer de fracture, et créant ainsi une porte d'entrée pour les microbes, qui peuvent déterminer l'infection du foyer de fracture et les complications très graves, parfois mortelles, qui en résultaient communément avant l'antisepsie, et qu'on observe encore trop fréquemment, lorsque les premiers soins n'ont pas été donnés rapidement, suivant les règles de l'asepsie et de l'antisepsie. Toutes les fractures par coup de feu sont, bien entendu, des fractures ouvertes.

Cette distinction est extrêmement importante, au point de vue du pronostic et du traitement.

Les fractures *fermées*, en effet, sont beaucoup moins graves que les fractures *ouvertes*, en ce que le blessé ne court pas les dangers d'infection que ces dernières comportent.

Au point de vue du traitement, le chirurgien n'a à se préoccuper, pour les fractures *simples* ou *fermées*, que des moyens d'obtenir

la consolidation de la fracture en bonne position, tandis que, pour
les fractures *ouvertes* ou *compliquées*, avant même de songer à
employer les moyens qui doivent assurer une bonne consolidation
de la fracture il doit, aussi rapidement que possible, procéder à la
désinfection minutieuse et à un pansement rigoureusement aseptique de la plaie qui peut servir de porte d'entrée à l'infection et
devenir ainsi le point de départ des accidents si graves que nous
venons de signaler.

2° Les principaux signes des fractures sont : 1° La *déformation*
du membre fracturé, qui peut se traduire par une coudure ou une
saillie anormale, par une augmentation du diamètre transversal
et inversement par une diminution de la longueur du segment
fracturé, lorsque les deux fragments de l'os fracturé chevauchent
l'un sur l'autre; 2° La *mobilité anormale*, qu'on observe au niveau
de la fracture, exactement comme s'il y avait là une articulation
anormale, et qui résulte de la mobilité des fragments de l'os fracturé; 3° La *crépitation* qui, lorsqu'elle existe, est nettement perçue
par la main appliquée au niveau de la fracture au moment même
où il se produit de la mobilité anormale, et qui est due au frottement des surfaces irrégulières des deux segments de l'os fracturé,
restées en contact et mobilisées l'une contre l'autre; 4° La *douleur*
très intense qui siège exactement au niveau du trait de fracture,
où la pression du doigt la réveille avec une acuité extrême, alors
que la même pression ne détermine rien de semblable ni au-dessus,
ni au-dessous du trait de fracture.

Tous ces signes peuvent faire défaut et il ne faut pas s'attendre
à les constater tous ensemble chaque fois que l'on se trouve en
présence d'une fracture; c'est ainsi que la déformation n'existe pas
lorsqu'il n'y a pas de déplacement des fragments de l'os fracturé;
de même la mobilité anormale et la crépitation ne pourront être
constatées quand il s'agira d'une fracture dans laquelle les deux
fragments de l'os fracturé sont solidement engrenés l'un dans
l'autre et ne peuvent être mobilisés l'un sur l'autre.

Quand ces signes existent, le diagnostic des fractures est facile;
quand, au contraire, ils font défaut, le diagnostic est parfois difficile
et ne peut être fait que par la limitation très exacte de la *douleur*
à la pression au niveau du trait de fracture.

La douleur, qu'on peut considérer comme étant le symptôme
le plus constant parmi tous les signes des fractures, peut elle-même
manquer dans certaines fractures, mais il s'agit alors, le plus souvent, d'individus nerveux, ou atteints d'extoxication alcoolique; on
peut donc dire que, lorsqu'une fracture se produit chez un individu
bien portant, elle se traduira toujours par une *douleur* intense,

exactement localisée par la pression du doigt au niveau du trait de fracture et aussi réveillée à distance par le moindre mouvement imprimé au membre fracturé.

D'ailleurs les infirmières ne doivent, en aucun cas, rechercher les signes des fractures; elles se contenteront toujours de celui qu'elles peuvent voir : la *déformation*, ou, à son défaut, de celui que le malade accuse : la *douleur*.

3° En présence d'un blessé que l'on suppose être atteint d'une fracture, il faut bien éviter tout mouvement intempestif, et cela non pas seulement à cause des douleurs qui en résulteraient, mais aussi parce que, parfois, l'extrémité aiguë d'un des fragments de l'os fracturé est toute prête à perforer la peau et à transformer la fracture *fermée* en fracture *ouverte* ou *compliquée*. C'est pour cette raison qu'un blessé atteint de fracture de jambe ne doit pas chercher à se relever, car en s'appuyant sur le membre fracturé, il s'expose à transformer sa fracture en fracture ouverte, lorsqu'elle n'est pas déjà compliquée de plaie.

Avant de relever le blessé, si l'on constate l'existence d'une plaie au niveau de la fracture, il conviendra de nettoyer cette plaie et d'appliquer sur elle un pansement provisoire. De ce premier pansement dépendra la gravité ultérieure de toute fracture compliquée de plaie. Si on n'a pas à sa disposition ce qu'il faut pour laver la plaie, même sommairement, on se contentera de la couvrir d'un pansement provisoire, analogue à celui dont chaque soldat doit être pourvu.

Pour relever, dans de bonnes conditions, un blessé atteint de fracture du membre inférieur, deux personnes au moins sont nécessaires, l'une se chargeant de soulever le corps, l'autre se consacrant exclusivement au membre fracturé qui, placé autant que possible dans l'extension, doit être soulevé avant le corps, et reposé au contraire le dernier.

4° Lorsqu'on se trouve en pleine campagne, on confectionnera un premier appareil avec des branches d'arbres servant d'attelles et réunies au moyen d'une ceinture, d'une cravate, ou de liens quelconques; si grossier qu'il soit cet appareil rendra toujours le transport plus facile et moins douloureux. Sur le champ de bataille, on peut, dans le même but, se servir des armes du soldat.

A l'ambulance, on procédera, s'il s'agit d'une fracture ouverte, à une désinfection soignée de la plaie et des téguments voisins, et l'on appliquera un pansement aseptique. Qu'il s'agisse d'une fracture fermée ou d'une fracture ouverte, on placera le membre fracturé dans une gouttière en fil de fer abondamment garnie de coton ordinaire, et après avoir recouvert le membre d'une épaisse couche de coton, on l'immobilisera dans la gouttière, au moyen de bandes de toile, en attendant l'application d'un appareil définitif.

Le membre fracturé ainsi immobilisé sera placé dans l'élévation sur un coussin, et le blessé se trouvera dans les meilleures conditions pour souffrir le moins possible. C'est évidemment là le meilleur appareil provisoire pour fractures. A défaut de gouttière en fil de fer, on réalisera un appareil analogue avec des attelles en bois ou en métal, du coton et des bandes de toile.

5° Pour certaines fractures *sans déplacement des fragments*, dans laquelle la consolidation doit se faire en bonne position sans qu'il y ait lieu d'intervenir, l'application d'un appareil amovible, analogue à celui dont nous venons de parler, sera parfaitement suffisant.

Le *massage* constituera pour ces fractures un excellent adjuvant, à la fois au point de vue de la diminution de la douleur et au point de vue de l'évolution du *cal*, c'est-à-dire de la substance osseuse qui se développe entre les deux segments de l'os fracturé, et cimente en quelque sorte leurs deux extrémités l'une à l'autre, assurant ainsi le rétablissement de la continuité de l'os et la consolidation du foyer de fracture.

Il n'en est pas de même pour les fractures dans lesquelles les segments de l'os fracturé ont subi un notable déplacement et qui nécessitent ce qu'on appelle une *réduction* faisant cesser le déplacement des fragments et remettant ceux-ci en continuité dans une bonne position du membre. Pour certaines de ces fractures, le déplacement des fragments et la déformation du membre se reproduisent spontanément presque aussitôt après que le chirurgien a cessé les manœuvres de réduction.

Pour maintenir la réduction et la rendre définitive il est donc nécessaire de faire un appareil plâtré que chaque infirmière doit savoir préparer et confectionner suivant les indications du chirurgien.

On se sert pour ces appareils d'une mousseline raide, que l'on plie de façon à avoir 16 épaisseurs, pour le membre inférieur, 12 épaisseurs étant ordinairement suffisantes pour le membre supérieur.

La largeur et la longueur de l'appareil seront déterminées par les mesures que l'on prendra sur le membre correspondant, du côté sain.

Le plâtre employé doit être du plâtre à mouler, aussi frais que possible, finement pulvérisé et dépourvu d'impuretés ; on le conservera soigneusement dans un récipient métallique ou dans un bocal en verre bien bouché, à *l'abri de l'humidité*.

Le plâtre sera délayé dans de l'eau, généralement dans la proportion d'un verre d'eau pour un verre de plâtre. On versera l'eau (sept à huit verres par exemple, pour un grand appareil destiné au membre inférieur) et on y ajoutera le plâtre en petite quantité chaque fois, en délayant soigneusement à mesure et en enlevant les corps étrangers que l'on peut rencontrer. On continuera à verser ainsi du plâtre, jusqu'à ce que le liquide ait pris la consistance d'une *crème*.

Il ne reste plus alors qu'à tremper l'appareil en mousseline dans le plâtre, en ayant soin que l'imprégnation soit bien complète. L'appareil est ensuite retiré du plâtre et on l'exprime avec les mains, de façon à ce qu'il n'y ait pas un excès d'eau qui empêcherait la dessiccation rapide du plâtre et compromettrait la solidité de l'appareil. Celui-ci est enfin appliqué sur le membre préalablement vaseliné, à l'aide de bandes en toile roulées de l'extrémité du membre jusqu'au niveau où cesse le plâtre. C'est à ce moment que le chirurgien veille au maintien de la réduction de la fracture et donne au membre la position qu'il doit conserver.

Quand l'appareil est sec, on enlève les bandes de toile, et on dispose, de distance en distance, quelques bracelets de diachylon destinés à maintenir l'appareil et à l'empêcher de se déformer.

---

## QUESTIONNAIRE

1° Comment divise-t-on les fractures?
2° Quels sont les principaux signes des fractures?
3° Quelles sont les précautions à prendre pour transporter un blessé atteint de fracture de jambe?
4° Comment fait-on un appareil provisoire pour fracture?
5° Quel est le traitement d'une fracture simple, sans aucun déplacement des fragments?
6° Comment fait-on un appareil plâtré.

---×---

## HUITIÈME LEÇON

**Des plaies en général.**
**Des hémorrhagies : artérielles, veineuses et capillaires.**

---

1° On peut distinguer les plaies, suivant la nature de l'agent vulnérant, en :

1° Plaies par instruments piquants (stylets, épées, etc.);

2° Plaies par instruments tranchants (couteaux, sabres, haches, etc.);

3° Plaies par instruments mousses ou contondants, ou plaies contuses (chutes, écrasements, coups de pied de cheval, etc.);

4° Plaies par armes à feu;

5° Plaies veineuses et plaies empoisonnées, dans lesquelles l'agent vulnérant sert de véhicule à un venin ou à un poison (morsure de serpent, flèches empoisonnées).

Cette division des plaies est d'ailleurs purement artificielle et peut varier suivant le point de vue que l'on considère; nous n'avons pas à y insister.

Quelle que soit sa nature, une plaie est dite *superficielle* quand elle intéresse seulement la peau, et *profonde* quand les tissus sous-jacents (aponécroses, muscles, vaisseaux et nerfs) sont divisés en même temps que la peau.

2° Depuis la connaissance des microbes pathogènes et de l'influence que ceux-ci exercent sur l'évolution des plaies, on divise les plaies en plaies *aseptiques* et plaies *septiques*.

Les plaies *aseptiques* sont celles dans lesquelles l'agent vulnérant n'a entraîné dans les tissus aucun microbe susceptible de devenir le point de départ de complications infectieuses, locales et générales. Ce sont ces plaies qui, pour employer une expression courante dans le langage des chirurgiens, *réunissent par première intention*. Les plaies créées par le chirurgien au cours des opérations doivent constituer, lorsque toutes les précautions d'une asepsie rigoureuse ont été prises, le type des *plaies aseptiques*, sauf toutefois celles qui sont pratiquées pour traiter une lésion infectieuse, pour ouvrir un abcès par exemple, auquel cas les lèvres de la plaie, même faite avec un instrument stérilisé, seront infectées par les microbes que renferme le pus des abcès.

Les *plaies septiques* comprennent toutes les plaies qui suppurent, soit que l'agent vulnérant septique ait introduit directement les microbes infectieux, soit que la plaie pansée malproprement ait été infectée secondairement. Dans les plaies septiques, la suppuration s'oppose à l'accolement immédiat des tissus; elles restent donc plus ou moins largement béantes, et ne se cicatrisent que lentement, on dit alors que la *réunion* se fait par *seconde intention*.

Tandis que la cicatrisation des plaies aseptiques est rapide et s'effectue complètement en quelques jours, celle des plaies septiques nécessite des semaines, ou des mois, indépendamment des complications souvent très graves dont elles peuvent être le point de départ.

L'importance de cette division des plaies en plaies *aseptiques* et *septiques* est capitale, et toute personne chargée de donner des soins aux blessés doit l'avoir constamment présente à l'esprit, tout en étant bien pénétrée de cette conviction que d'un *premier pansement rigoureusement exécuté* suivant les principes indiqués précédemment *dépend, dans la majorité des cas, l'évolution ultérieure d'une plaie récente*, soit comme *plaie aseptique*, devant se cicatriser par *première intention*, sans exposer le blessé à la moindre complication, soit au contraire comme *plaie septique* ne pouvant guérir qu'après une suppuration plus ou moins longue, et exposant le blessé aux complications les plus graves, susceptibles de déterminer la mort.

3° Toute plaie qui vient de se produire est en général le siège d'un écoulement de sang dont l'importance est essentiellement variable.

Lorsque, par son abondance ou par sa persistance, cet écoulement de sang est réellement important, il mérite alors le nom d'*hémorrhagie*.

On distingue trois espèces d'hémorrhagie suivant qu'elles sont le résultat de la blessure d'une *artère*, d'une *veine*, ou des réseaux de vaisseaux *capillaires* qui sont interposés entre le système artériel et le système veineux.

Les caractères de l'hémorrhagie varient suivant qu'il s'agit d'une hémorrhagie *artérielle*, *veineuse* ou *capillaire*, et il est important de connaître ces caractères au point de vue du traitement.

4° Dans l'hémorrhagie *artérielle* : 1° Le sang jaillit hors de la plaie en un *jet saccadé*, dont les oscillations correspondent aux pulsations artérielles ; 2° il est *rutilant*, de couleur *rouge vermeil* ; 3° l'écoulement de sang *diminue* ou même s'arrête complètement, lorsqu'on vient à exercer une compression suffisante *au-dessus* de la plaie, c'est-à-dire entre *le cœur et la plaie*, par conséquent en amont de la plaie artérielle, puisque dans les artères, le courant sanguin est dirigé du cœur vers la périphérie du corps.

Lorsque la plaie intéresse un gros tronc artériel, tel que les carotides au cou, ou la fémorale à la racine de la cuisse, par exemple, l'hémorrhagie, si elle n'est pas arrêtée instantanément, peut amener la mort en quelques minutes.

Même lorsqu'elle n'intéresse que des vaisseaux d'un calibre beaucoup moindre, l'hémorrhagie artérielle peut être considérée comme plus grave que les deux autres variétés, parce qu'elle est plus difficile à combattre et a moins de tendance à s'arrêter spontanément par la formation d'un caillot qui obture la blessure du vaisseau.

5° L'hémorrhagie *veineuse* présente les caractères suivants, qui

sont très nettement opposables à ceux de l'hémorrhagie artérielle :
1° le sang s'écoule en *bavant*, au lieu de former un jet saccadé; 2° il
est *rouge foncé*, au lieu d'être d'un rouge vermeil, et mérite bien
la qualification de *sang noir* qu'on lui donne par opposition au
sang rutilant des artères; 3° l'écoulement de sang augmente, au lieu
de diminuer, lorsqu'on vient à exercer une pression même légère
*au-dessus* de la plaie, c'est-à-dire entre le *cœur* et la *plaie*, parce
que, cette fois, la compression s'exerce non plus en amont de la
plaie vasculaire, comme dans le cas d'hémorrhagie artérielle, mais
au contraire, en *aval*, le courant sanguin étant dirigé dans les
veines de la périphérie du corps vers le cœur, c'est-à-dire exactement en sens inverse du cours du sang dans les artères; 4° pour
la même raison l'écoulement du sang *diminue* ou *s'arrête*, au contraire, quand on exerce une compression, non pas au-dessus, mais
*au-dessous de la plaie*, c'est-à-dire entre la plaie et la périphérie
du corps.

L'ignorance de ces deux caractères peut entraîner de graves
conséquences, car, en comprimant au-dessus de la plaie, c'est-à-
dire entre le cœur et la plaie, une hémorrhagie de la veine fémorale
à la racine de la cuisse, comme s'il s'agissait d'une hémorrhagie
de l'artère satellite, on augmentera l'écoulement du sang au point
que cette compression pourra devenir la cause de la mort, ainsi
qu'on en a rapporté de tristes exemples.

6° Dans l'hémorrhagie *capillaire*, qui se fait aux dépens des réseaux vasculaires interposés entre le système artériel et le système
veineux, l'écoulement de sang se fait *en nappe*, il est ordinairement
peu abondant et il suffit pour l'arrêter d'exercer une pression modérée au niveau de la plaie elle-même.

Cependant chez certains sujets présentant une prédisposition
spéciale, souvent héréditaire, qu'on désigne sous le nom d'*hémo-
philie*, les hémorrhagies capillaires peuvent prendre une gravité
réelle et sont parfois très difficiles à arrêter.

---

# QUESTIONNAIRE

1° Quelles sont les différentes variétés de plaies que l'on distingue
  habituellement, d'après la nature de l'agent vulnérant?
2° Comment se fait la cicatrisation d'une plaie, suivant qu'elle est
  septique ou aseptique?
3° Combien y a-t-il de sortes d'hémorrhagies ?

4° Quels sont les caractères des hémorrhagies artérielles?
5° Quels sont les caractères des hémorrhagies veineuses?
6° Quels sont les caractères des hémorrhagies capillaires?

—————×—————

## NEUVIÈME LEÇON

**Traitement des hémorrhagies.
Hémostase et moyens hémostatiques.**

1° Toute hémorrhagie, quelle qu'elle soit, doit être immédiatement combattue. Le rôle d'une infirmière consiste à arrêter provisoirement ou tout au moins à modérer l'écoulement du sang en attendant l'arrivée du médecin qu'il faut faire chercher sur-le-champ. C'est dans les circonstances de ce genre qui effraient beaucoup le blessé et ceux qui l'entourent que la personne chargée de lui porter secours doit conserver son sang-froid et sa présence d'esprit.

Tous les moyens dont nous allons parler doivent être mis en œuvre sans aucun retard, jusqu'à ce que l'on ait obtenu l'*hémostase*, c'est-à-dire l'arrêt du sang.

Parmi les moyens auxquels on peut avoir recours pour arrêter une hémorrhagie, il en est dont nous ne devons parler que pour en proscrire l'emploi : ce sont les diverses substances dites hémostatiques, comme l'amadou, le perchlorure de fer, qui d'une façon générale ne réussiront à arrêter que des hémorrhagies qui cesseraient spontanément, et qui, d'autre part, sont loin d'être inoffensives. En effet, l'amadou dont on se sert communément n'est en aucune façon stérilisé, et, par conséquent, infectera à coup sûr la plaie sur laquelle on l'appliquera. Quant au perchlorure de fer, il a le défaut d'être caustique, et la cautérisation qu'il produit peut retarder la cicatrisation d'une plaie et même déterminer de nouvelles hémorrhagies ultérieurement, indépendamment des complications qui peuvent résulter de l'emploi de solutions non stérilisées comme celles qu'on a souvent le tort d'employer pour obtenir l'hémostase.

2° En présence d'un blessé atteint d'hémorrhagie, il faut mettre rapidement à découvert la plaie qui saigne en s'aseptisant les mains autant qu'il est possible de le faire, sans s'y attarder toutefois, lorsqu'on est en présence d'une hémorrhagie abondante, car il faut avant tout arrêter l'écoulement du sang, et dans certains cas, on n'aura pas de temps à perdre; il sera facile, dans le cas où il est impossible de réaliser la moindre asepsie, d'éviter de toucher la plaie avec les doigts. Si l'accident vient à se produire en pleine campagne, loin de tout abri, et que l'hémorrhagie paraisse être sérieuse, il faut étendre le blessé sur le sol, et ne pas songer à le transporter avant d'avoir obtenu au moins une hémostase provisoire. On doit d'ailleurs savoir que tous les mouvements imposés au blessé ne peuvent que faciliter l'écoulement du sang : l'immobilité absolue du patient est donc une des premières conditions à réaliser immédiatement; on peut en dire autant de l'*élévation* de la partie qui saigne, au-dessus du plan horizontal; lorsque la plaie siège au bras ou à la jambe, on favorisera l'hémostase en plaçant tout de suite le membre dans l'élévation, en le soutenant sur un appui quelconque.

La plaie mise à nu, on commence par la laver rapidement avec de l'eau froide, à défaut d'eau bouillie ou d'une solution antiseptique quelconque préparée à l'avance, mais on ne perdra pas de temps à pratiquer ce lavage, s'il s'agit d'une hémorrhagie grave, et l'on aura instantanément recours à la *compression*, qui constitue le véritable traitement des hémorrhagies d'une certaine importance et peut seule assurer une hémostase sinon définitive au moins provisoire, permettant d'attendre l'arrivée du médecin et l'application des moyens chirurgicaux proprement dits, c'est-à-dire le pincement du vaisseau sectionné et sa ligature qui donnent l'hémostase *définitive*.

3° On établira efficacement une compression directe sur toute plaie qui saigne en appliquant sur le point d'où jaillit le sang un tampon de coton hydrophile, sur lequel on placera un ou deux doigts exerçant une pression assez forte et régulière; pour éviter que ces doigts ne se fatiguent trop rapidement, on les soulagera utilement dans leur action compressive en appuyant sur eux un ou plusieurs doigts de l'autre main ou de la main d'un aide; de cette façon la compression peut être prolongée assez longtemps *sans être interrompue un seul instant*, jusqu'à ce que l'hémostase soit obtenue, ou jusqu'à l'arrivée du chirurgien.

Pendant ce temps on aura soin de faire préparer sans retard tout ce qui est nécessaire pour le pansement définitif, eau bouillie, gaze aseptique, ou linge stérilisé par l'ébullition, coton hydrophile, coton ordinaire, bandes de tarlatane et bandes de toile, cuvettes ou récipients creux, que l'on stérilisera en la flambant avec de l'alcool, solutions antiseptiques, etc. Le médecin, dès son arrivée, pourra donc procéder immédiatement à l'hémostase définitive, après le lavage de la plaie à l'eau bouillie, en mettant une ou plusieurs ligatures vasculaires, lorsque cela sera nécessaire, et fera ensuite un pansement compressif régulier; s'il s'agit d'une plaie d'un membre, on placera celui-ci dans l'élévation, sur des coussins, cette position élevée du membre étant, comme nous l'avons dit déjà, tout à fait favorable à l'hémostase.

4° Nous n'avons parlé jusqu'ici que de la *compression directe*, c'est-à-dire de la compression exercée directement sur le point qui saigne, parce que ce mode de compression est en réalité le plus sûrement efficace, s'appliquant à toutes les formes d'hémorrhagies, et pouvant être réalisé utilement par n'importe qui, sans qu'il soit nécessaire d'avoir la moindre connaissance spéciale. Il n'en est pas de même de la compression à distance, exercée, dans le cas d'*hémorrhagie artérielle* nettement constatée, sur le trajet de l'artère blessée, entre le cœur et la plaie. Il faut, en effet, pour pratiquer cette *compression indirecte*, avoir des notions d'anatomie suffisantes pour connaître exactement la distribution des artères dans chaque région et le trajet des principaux troncs.

5° C'est ainsi que dans le cas d'hémorrhagie de la main, on pourra comprimer au-dessus du poignet les artères radiale et cubitale dont il est facile de sentir les battements, surtout pour l'artère radiale ou artère du pouls.

Pour les hémorrhagies artérielles se produisant au niveau d'une plaie siégeant sur l'avant-bras, au coude, ou au bras, c'est l'artère humérale qu'il faut comprimer, mais pour faire une compression indirecte efficace en attendant l'arrivée du chirurgien, il sera préférable de serrer fortement le membre au-dessus de la plaie, avec un lien circulaire. En pratiquant ainsi la compression totale du membre et la compression directe de la plaie, on obtiendra l'hémostase provisoire.

Quand une hémorrhagie artérielle se produit au niveau d'une plaie siégeant dans l'aisselle, on doit comprimer l'artère sous-clavière en appuyant fortement un doigt sur la première côte qu'on sent profondément en déprimant le creux sus-claviculaire. De même dans les hémorrhagies de la tête et du cou on doit comprimer les carotides, mais comme pour la compression de la sous-clavière, cette compression ne pourra guère être faite utilement que par une personne expérimentée, d'après les indications du médecin.

6° Pour les hémorrhagies artérielles de la cuisse, on doit comprimer l'artère fémorale dont le trajet suit une ligne oblique allant du milieu du pli de l'aine à la partie interne du genou.

La compression digitale sera avantageusement remplacée par la compression à l'aide du garrot. Lorsqu'il s'agira d'une hémorrhagie artérielle du pied ou de la jambe on pourra faire utilement la compression totale du membre, au-dessus de la plaie, avec un lien circulaire. On fera ensuite une compression directe, et l'on placera le membre dans l'élévation jusqu'à ce que le chirurgien soit arrivé. L'hémostase provisoire, qui, dans bien des cas, suffit à sauver la vie d'un blessé, lorsqu'elle est réalisée convenablement par une bonne compression, sera alors remplacée par l'hémostase définitive qui ne peut être obtenue pour une artère d'un certain calibre que par la ligature des deux bouts du vaisseau.

7° A côté du traitement *local* des hémorrhagies dont nous venons de parler et qui consiste à obtenir l'hémostase, il convient d'ajouter que tout blessé affaibli par une hémorrhagie doit être l'objet d'un traitement *général*, qu'il faut instituer sans retard, si l'on constate la moindre tendance syncopale. Ce traitement général comporte avant tout les injections sous-cutanées de *sérum artificiel*, à la dose d'un demi-litre à un litre, répétées plusieurs fois dans les vingt-quatre heures, si l'état du malade le nécessite.

Pendant que l'on s'occupe d'arrêter une hémorrhagie, une infirmière instruite et avisée songera donc immédiatement à préparer du sérum artificiel en quantité suffisante, suivant les indications qui seront données dans une des leçons suivantes.

---

## QUESTIONNAIRE

---

1° Qu'est-ce que l'hémostase?

2° Quelles sont les conditions qui favorisent l'hémostase au point de vue de la position à donner à un blessé et à la région atteinte?

3° Comment fait-on la compression directe pour obtenir l'hémostase provisoire?

4° En quoi consiste la compression indirecte?

5° Comment doit-on chercher à arrêter les hémorrhagies artérielles du membre supérieur?

6° Comment doit-on chercher à arrêter les hémorrhagies du membre inférieur ?

7° En quoi consiste essentiellement le traitement général des grandes hémorrhagies ?

---

# DIXIÈME LEÇON

## De la fièvre et des moyens de la constater.

1° Dès qu'un malade ou un blessé a pris place dans une salle d'hôpital, après que son installation est terminée, une des premières préoccupations de l'infirmière préposée à sa garde doit être de prendre sa *température*, qui seule permet d'apprécier d'une façon certaine s'il a de la fièvre. C'est, en effet, un des premiers renseignements qui intéressent le médecin ou le chirurgien appelé à donner ses soins aux malades.

Lorsqu'il s'agit d'un blessé, par exemple, l'absence de fièvre constatée au thermomètre, indique en général que la cicatrisation de la plaie évolue d'une façon normale, tandis que la constatation d'une élévation de la température au-dessus de la normale doit faire craindre l'existence de complications infectueuses.

Lors de l'arrivée d'un convoi de blessés dans une ambulance ou dans un hôpital, il est donc très utile de prendre le plus tôt possible la température de tous les blessés, car il y aura lieu de s'occuper tout d'abord de renouveler les pansements des blessés qui ont de la fièvre, *constatée au thermomètre*.

2° La *température normale* du corps humain, c'est-à-dire la température du corps à l'état de santé ne dépasse pas ordinairement 37°5, et très souvent elle est inférieure à 37°5 lorsque le thermomètre centigrade, employé en France, est appliqué extérieurement, dans l'aisselle, par exemple ; elle se rapproche plus constamment de 37°5 lorsque le thermomètre est placé dans la bouche ou dans le rectum, la température axillaire étant toujours inférieure de quelques dixièmes de degré à celle des cavités naturelles.

3° L'élévation de la *température* du corps au-dessus de 37°5, que l'on désigne sous le nom d'*hyperthermie*, indique l'existence de la fièvre, avec une telle certitude et une telle précision que, dans la pratique médico-chirurgicale, ces deux termes sont devenus presque synonymes et lorsqu'on dit qu'un malade « a de la température » cela signifie qu'il a certainement de la fièvre.

Mais inversement on croit quelquefois pouvoir parler de fièvre sans avoir pris soigneusement la température ; or, à ce point de vue, le *thermomètre* est le seul élément d'appréciation auquel on doit se rapporter, pour savoir si un malade a de la fièvre ou n'en a pas.

La constatation d'une température de 37°8 ou 38° correspond à une fièvre relativement légère. Dès que le thermomètre atteint ou dépasse 39°, la fièvre peut être considérée comme assez forte. A partir de 40°, elle justifie le plus souvent des préoccupations sérieuses. Quand le thermomètre indique une température égale ou supérieure à 41° ou 41°5 il est assez rare que la mort ne soit pas à redouter.

4° En opposition avec les états fébriles qui se traduisent par une élévation de température ou *hyperthermie*, il est d'autres états morbides dans lesquels la température du corps, au lieu d'être supérieure à la normale, est au contraire abaissée au-dessous de la normale qu'on peut considérer comme variant entre 37°5 au maximum et 36°8 au minimum, on dit alors qu'il y a *hypothermie* et l'abaissement à 36° et 35° est dans la plupart des cas un symptôme aussi alarmant que l'élévation au-dessus de 40°, 40°5 ou 41°.

De même que la fièvre, cette notion si importante de l'hypothermie ne peut être acquise à l'observation, d'une façon exacte, qu'à l'aide du thermomètre.

5° Le thermomètre dont on se sert ordinairement pour apprécier la température des malades est un thermomètre à maxima, dit *thermomètre médical* dont la gradation, en général, va de 33° à 43°. Ce thermomètre est pourvu d'un index qui s'arrête au niveau de la partie la plus élevée de la colonne de mercure, et reste à son point d'arrêt, même lorsque celle-ci vient à descendre ; l'index indique donc la température maxima présentée par le malade pendant l'application du thermomètre, et cette indication persiste tant que l'on n'a pas secoué fortement l'instrument, pour faire descendre l'index.

Lorsqu'on n'a pas à sa disposition un thermomètre à maxima, et qu'on est obligé de se servir d'un thermomètre ordinaire, non pourvu d'un index, il faut avoir soin de lire la température avant que le thermomètre ait été retiré de la région où on l'a placé, parce que, sans cette précaution, la colonne de mercure pourrait être déjà descendue au moment de la lecture. Avec le thermomètre à maxima, grâce à l'index, on n'a pas à craindre cette cause d'erreur.

Il ne faut pas oublier que les thermomètres sont des instruments délicats qui doivent être maniés et transportés avec beaucoup de précautions, si peu qu'ils soient détériorés ils deviennent absolument inutilisables.

6° Avant de se servir d'un thermomètre à maxima, pour prendre la température d'un malade ou d'un blessé, l'infirmière ne devra pas oublier de vérifier si l'on a fait descendre l'index au-dessous du niveau de la température normale, lorsqu'on s'en est servi antérieurement ; sans cette vérification préalable, on s'exposerait à constater de la fièvre sans que le malade en soit atteint, dans le cas où le thermomètre aurait été employé précédemment pour un malade fébricitant.

Si l'index n'est pas au-dessous de 36°8, limite minima de la température normale, l'infirmière le fera descendre, après avoir saisi le thermomètre par son extrémité supérieure, en secouant l'instrument à plusieurs reprises de haut en bas, jusqu'à ce que l'index soit suffisamment abaissé.

7° Comme nous l'avons déjà dit, on peut prendre la température du corps humain soit au contact de la peau, dans l'aisselle ou dans la main, par exemple, soit dans les cavités muqueuses, buccale ou rectale qui donnent des indications thermiques plus précises que les surfaces cutanées, parce qu'il est plus difficile de mettre celle-ci en contact rigoureux avec le réservoir du thermomètre.

Lorsque l'on veut prendre la température dans l'aisselle, on place l'extrémité du thermomètre qui correspond au réservoir de mercure dans le creux de l'aisselle *parallèlement* à l'axe du corps, et non perpendiculairement à cet axe, ce qui faciliterait le déplacement de l'appareil, dont le réservoir pourrait alors sortir de l'aisselle et se diriger en arrière, abandonnant tout contact avec les téguments du malade.

Lorsqu'on s'est assuré que le réservoir du thermomètre correspond bien à la partie centrale du creux de l'aisselle, on applique le bras du malade contre le thorax, en plaçant sur le thorax l'avant bras bien fléchi sur le bras, de façon à maintenir le thermomètre dans la position qu'on vient de lui donner.

Dans l'aisselle, le thermomètre, pour donner une indication exacte de la température des malades, doit séjourner au moins *dix minutes*.

Dans la *bouche* ou le rectum, 5 minutes sont suffisantes pour rendre la température.

8° Chaque fois que l'infirmière a pris la température d'un malade, elle doit laver soigneusement le thermomètre dans de l'alcool ou dans l'eau bouillie, et après avoir inscrit la température constatée, faire descendre l'index, s'il s'agit d'un thermomètre à maxima, suivant la manœuvre indiquée plus haut.

9° Dans une salle d'ambulance ou d'hôpital, la température des blessés et des malades doit être prise deux fois par jour, à heure fixe, le matin, par exemple, à 7 heures, et le soir à 5 heures. Mais si, dans le courant de la journée, l'infirmière constate quelque chose d'anormal dans l'état d'un de ses malades, elle devra prendre *immédiatement* la température et l'inscrire.

Dans le cas où une infirmière constate que le thermomètre a dépassé 40°, ou s'est abaissé au-dessous de 36°, en présence d'une de ces températures extrêmes, dont la gravité est si grande, elle devra d'abord contrôler l'instrument dont elle s'est servie en prenant la température avec un autre thermomètre; si le deuxième instrument accuse la même température que le premier, l'infirmière fera bien de faire prévenir le médecin.

10° Un accès de fièvre complet comprend trois phases qui se succèdent dans l'ordre suivant : frisson, chaleur sèche, sueur. Une bonne infirmière doit observer la succession, l'intensité et la durée de ces phénomènes, afin de renseigner le médecin sur ces points importants. Au cours de l'accès elle pourra utilement prendre la température à plusieurs reprises.

11° Les températures prises doivent être notées *immédiatement*. Elles sont inscrites sur une feuille dite : feuille de température sur laquelle on note en même temps que la température le nombre des pulsations. Les lignes qui rejoignent chacun de ces deux ordres d'indications s'appellent tracés.

---

## QUESTIONNAIRE

1° Pourquoi doit-on prendre la température des blessés et des malades ?

2° Quelle est la température normale du corps humain ?

3° Jusqu'à quel degré environ peut s'élever la température du corps dans le cas de fièvre grave ?

4° Qu'est-ce que l'hypothermie ?

5° Quel est le thermomètre dont on se sert habituellement pour prendre la température des malades et des blessés ?

6° Où prend-on la température des malades et comment la prend-on?

7° Que faut-il faire après s'être servi d'un thermomètre pour prendre la température d'un malade ?

8° Combien de fois par jour et vers quelle heure de la matinée et du soir doit-on prendre la température des blessés et des malades?

9° Quelles sont les phases successives d'un accès de fièvre complet?

10° Comment doit-on inscrire et conserver les températures des malades ?

## ONZIÈME LEÇON

### Injections hypodermiques.

1° Certains médicaments, au lieu d'être administrés par la bouche peuvent être introduits par piqûre, sous forme de solutions liquides, dans le tissu cellulaire interposé entre la peau et le plan aponécrotique sous-jacent ; les liquides ainsi injectés et les principes médicamenteux qui y sont contenus à l'état de dissolution sont absorbés très rapidement et aussi complètement que s'ils avaient été introduits dans le tube digestif par la voie buccale. On donne à ces injections le nom d'injections *hypodermiques* ou *sous-cutanées* pour indiquer qu'elles sont faites dans le tissu cellulaire sous-cutané.

2° Les injections sous-cutanées médicamenteuses doivent toujours être prescrites par le médecin, surtout au point de vue des doses qu'il importe de régler aussi minutieusement que pour les doses de médicaments à ingérer par voie stomacale. Le *titre de la solution* et la *quantité de liquides à injecter* ayant été déterminés par le médecin, l'injection peut et doit être faite par l'infirmière, à la condition que celle-ci soit bien pénétrée des principes d'asepsie rigoureuse qu'elle doit appliquer dans cette petite opération.

Si, en effet, une faute d'asepsie est commise, des microbes peuvent être introduits en même temps que la solution injectée, dans le tissu cellulaire sous-cutané, et y déterminer un *abcès*.

Pour éviter cet accident, dont la responsabilité lui incomberait entièrement, l'infirmière chargée de faire une injection hypodermique ne doit jamais oublier que l'introduction de microbes au cours de l'injection ne peut provenir que d'une des quatre causes suivantes : 1° défaut de stérilisation de la solution injectée ; 2° défaut de stérilisation de la seringue employée ; 3° défaut de stérilisation des mains de l'infirmière ; 4° défaut de stérilisation de la peau du malade. Avant de pratiquer une injection sous-cutanée, l'infirmière devra donc, par une asepsie minutieuse, écarter ces quatre causes d'infection.

En réalité, la stérilisation de la solution à injecter ne lui incombe pas en général, mais elle devra toujours s'assurer que cette solution a été stérilisée récemment et conservée à l'abri de toute contamination par les germes extérieurs. Toute solution qui renferme des impuretés troublant sa limpidité doit être laissée de côté.

3° *Stérilisation de la seringue.* — Comme tous les instruments de la pratique médico-chirurgicale, les seringues à injections hypodermiques doivent être stérilisées par la chaleur. La seringue de Pravaz, dont on se servait couramment avant l'asepsie, était pourvue d'un piston en cuir, que l'ébullition dans l'eau altérait complètement, empêchant ainsi le fonctionnement de l'appareil.

Toutes les seringues dont on se sert actuellement sont construites de façon à supporter l'ébullition sans subir aucune altération, un des modèles les plus employés est celui du docteur Roux de l'Institut Pasteur.

Elles se composent d'un corps de pompe en verre, d'un piston en moelle de sureau, en caoutchouc ou en amiante pouvant être facilement nettoyé ou changé, d'une tige de piston en métal pourvu d'une gradation qui permet de régler la quantité du liquide à injecter, et d'une armature maintenant ces diverses pièces. Cette armature peut facilement se dévisser et, les diverses parties de ces seringues étant démontées, on peut les nettoyer facilement.

Dans tout service hospitalier convenablement installé, on doit stériliser à l'avance, comme les autres instruments, un certain nombre de seringues à injections hypodermiques, de contenance variable, en les plaçant, pourvues de leur canule-aiguille, dans un tube en verre au fond duquel on a disposé un tampon de coton destiné à protéger la pointe de l'aiguille et qui est également fermé avec un bouchon de coton. On devra toujours, jusqu'au moment de l'emploi, laisser dans la canule-aiguille un fil métallique qui empêche l'oblitération de la lumière du canal dont elle est percée; sans cette précaution on s'expose à trouver souvent l'aiguille bouchée, lorsqu'on veut faire une injection sous-cutanée.

Ainsi conservée dans le tube où elle a été stérilisée à l'étuve, la seringue, grâce au bouchon de coton qui s'oppose au passage des germes extérieurs, reste aseptique et sert immédiatement à l'injection, sans autre préparatif, à la condition, toutefois que les mains qui vont s'en servir aient été elles-mêmes aseptisées, ainsi que la région de la peau du malade sur laquelle la piqûre va être faite.

Lorsqu'on n'a pas à sa disposition une seringue hypodermique ainsi stérilisée à l'avance, rien n'est plus facile que d'en stériliser une par l'ébullition dans l'eau, ainsi qu'il a été dit dans une leçon précédente, pour la stérilisation des instruments en général.

Les aiguilles en acier sont soumises à l'ébullition, comme la seringue elle-même. Il existe aussi des aiguilles en platine iridié qui peuvent être portées au rouge dans la flamme d'une lampe à alcool, sans subir aucune altération, et qui sont par conséquent instantanément stérilisables, alors que l'acier des aiguilles ordinaires ne pourrait subir un semblable traitement sans être détrempé.

*4° Stérilisation des mains et de la région sur laquelle doit porter l'injection.* — Nous n'insisterons pas sur ces deux parties de la technique des injections hypodermiques, attendu que nous les avons traitées déjà à propos de la technique des pansements.

Après s'être soigneusement brossé les mains dans l'eau savonneuse aseptique d'un lavabo alimenté d'eau stérilisée et de savon liquide aseptique, l'infirmière complétera ce nettoyage par un lavage au permanganate de potasse et au bisulfite de soude, dans le cas où elle aurait fait précédemment un pansement aseptique.

De même la peau de la région où la piqûre doit être faite sera savonnée, lavée ensuite avec quelques gouttes d'alcool ou d'éther pour enlever le savon.

5° Lorsque le lieu de l'injection n'a pas été indiqué par le médecin, pour une injection de morphine, par exemple, l'infirmière doit choisir, sur un des membres supérieur ou inférieur, une région dont la peau est doublée d'une couche de tissu cellulaire et graisseux assez épaisse. On évitera soigneusement de faire des injections au voisinage de vaisseaux importants et avant d'enfoncer l'aiguille on s'assurera qu'il n'existe aucune veine appréciable à la vue, au point où l'aiguille va pénétrer; pour plus de sécurité, on peut même, d'une main, exercer une striction au-dessus du point choisi, de façon à interrompre momentanément la circulation veineuse sous-cutanée, ce qui a pour conséquence de distendre toutes les veines des réseaux superficiels et de rendre apparentes celles qu'on ne distinguait pas auparavant.

6° Après avoir pris toutes les précautions qui viennent d'être indiquées, en ce qui concerne la stérilisation des mains, de la peau du malade, de la seringue et de l'aiguille, l'infirmière chargée de faire une injection hypodermique devra, indépendamment de la question d'asepsie, s'assurer scrupuleusement, avant de remplir la seringue, qu'elle a bien entre les mains le médicament prescrit au titre indiqué par le médecin.

On appelle titre d'une solution la proportion entre la quantité de substance active et la quantité d'eau qui servent à composer cette solution : ainsi une solution qui contient 1 gramme de substance active pour 100 grammes d'eau est une solution au titre de 1/100°. Les solutions de morphine le plus ordinairement employées pour les injections hypodermiques sont aux titres de 1/100° et de 1/50°. La première renferme 1 centigramme de morphine pour un gramme d'eau, tandis que la seconde en contient le double. On comprend toute l'importance de ce conseil relativement à *l'absolue nécessité de faire bien attention au titre de la solution que l'on prend.*

De même, il est indispensable de ne pas commettre d'erreur relativement à la capacité de la seringue dont on va se servir. Autrefois on ne se servait que de la seringue de Pravaz, renfermant exactement 1 gramme d'eau, et par conséquent 1 centigramme de morphine, avec la solution à 1 p. 100, ou 2 centigrammes, avec la solution à 2 p. 100.

Actuellement les seringues employées couramment sont de capacité variant entre 1, 2 et plusieurs grammes d'eau ; en cas de doute sur la capacité de l'instrument que l'on va employer, il ne faut donc pas hésiter à s'en assurer exactement, en consultant la gradation inscrite sur la tige du piston, ou, si cette gradation ne donne aucune indication, en faisant, avec de l'eau stérilisée, une mensuration précise du contenu de la seringue.

7° Toutes ces vérifications ayant été faites, on aspire dans la seringue la quantité de liquide médicamenteux qu'il s'agit d'injecter.

On peut aspirer à travers l'aiguille adaptée d'avance à la seringue; mais lorsqu'on procède ainsi, le liquide ne monte que lentement et il entre presque toujours en même temps une certaine quantité d'air. Il est donc préférable de remplir la seringue, en plongeant son extrémité inférieure, dépourvue de la canule-aiguille, dans la solution médicamenteuse.

On adapte ensuite sur la seringue la canule-aiguille, stérilisée comme il a été dit, soit par ébullition si elle est en acier, soit par flambage, si elle est en platine iridée, et débarrassée du fil métallique qui en assure la perméabilité jusqu'au moment de l'emploi.

L'aiguille étant solidement adaptée sur la seringue, avec des mains bien aseptisées, on lève l'instrument verticalement, la pointe de l'aiguille en haut, et l'on imprime une légère impulsion au piston jusqu'à ce que quelques gouttes de liquide jaillissent au dehors ; cette manœuvre a pour but d'expulser les bulles d'air qui peuvent avoir pénétré dans la seringue avec le liquide.

Cela fait, la main droite tenant l'instrument, la main gauche saisit entre le pouce et l'index, en la soulevant légèrement, la peau de la région où l'on doit faire l'injection, et, dans le pli de la peau ainsi obtenu on enfonce vivement l'aiguille, d'un seul coup, sans hésitation, de façon à ce que la petite douleur que détermine la piqûre se trouve réduite au minimum, par le fait même de la rapidité de l'acte.

La canule-aiguille pour l'injection sous-cutanée, doit être enfoncée parallèlement à la surface du membre, et non pas perpendiculairement à cette surface, car, si l'on pique perpendiculairement, l'aiguille peut s'enfoncer dans les tissus sous-jacents à la couche de tissu cellulaire sous-cutané, et l'injection au lieu d'être sous-cutanée, serait alors une injection *profonde*.

L'aiguille doit, du premier coup, ainsi qu'il vient d'être dit, pénétrer de 1 centimètre et demi à deux centimètres ; elle arrive ainsi d'emblée dans le tissu cellulaire sous-cutané et l'injection peut être poussée immédiatement.

Dès que l'injection est terminée, on retire très vivement l'aiguille, sans lâcher encore le pli de la peau déterminé par le pincement exercé entre le pouce et l'index de la main gauche ; on prolonge même ce pincement pendant quelques secondes, de façon à empêcher qu'une partie du liquide injecté ne ressorte par l'orifice de la piqûre.

Souvent, le liquide injecté dans le tissu cellulaire sous-cutané soulève la peau en formant une tuméfaction plus ou moins accusée ; dans ce cas, on hâtera la diffusion et l'absorption du liquide en exerçant une friction légère au niveau de cette tuméfaction.

8° Après chaque injection, l'infirmière lavera soigneusement la seringue avec de l'eau bouillie, après l'avoir de nouveau ajustée sur la seringue, puis, après avoir vidé complètement la seringue de son contenu, elle essuiera la canule avec le plus grand soin, et avant de la ranger, elle n'oubliera pas d'introduire un petit fil métallique qui en assurera la perméabilité lors de la prochaine injection.

Cela dit, relativement aux précautions à prendre pour bien faire l'injection, il nous reste un conseil à donner relativement aux moments où il convient de la faire. Il ne faut pas donner une injection de morphine à trop courte distance des repas, sinon il y aurait grande chance qu'elle provoquât des vomissements.

Donc, à moins d'indications spéciales du médecin, l'infirmière ne fera jamais une injection de morphine moins d'une heure avant ou de trois heures après un repas.

---

## QUESTIONNAIRE

---

1° Qu'est-ce qu'une injection hypodermique ?

2° Quelles sont les précautions qu'il faut prendre avant de faire une injection hypodermique ?

3° Comment stérilise-t-on les seringues à injections hypodermiques?

4° Quelles précautions doit-on prendre au point de vue de la stérilisation des mains et de la région sur laquelle doit porter l'injection ?

5° Quelles précautions prend-on au point de vue du choix du point où l'on va faire la piqûre ?

6° Quel est le titre des solutions de morphine qu'on emploie le plus
   ordinairement ?

7° Comment procède-t-on pour faire une injection hypodermique ?

8° Que doit-on faire après l'injection ?

———×———

## DOUZIÈME LEÇON

### Injections de Sérum.

1° Les injections de sérum artificiel sont aujourd'hui couramment
employées, non seulement pour relever les forces des blessés, après
une hémorrhagie ou à la suite d'une opération importante, mais
aussi pour combattre l'infection, soit chez les blessés ou les opérés,
soit au cours de diverses maladies infectieuses. Dans ce dernier cas,
le sérum, introduit en grande quantité dans l'organisme, augmente
considérablement l'élimination par les reins et agit en quelque sorte
comme un lavage du sang. Pour les hémorrhagies graves, l'injection de sérum à doses massives produit des résultats véritablement
merveilleux et peut suffire à ranimer des blessés qui, à la suite d'une
grande perte de sang, ont perdu connaissance et sont en état de
mort apparente.

A l'ambulance et dans toutes les formations du temps de guerre,
le sérum est donc appelé à rendre des services inappréciables, et il
est, par conséquent, tout à fait nécessaire qu'une infirmière sache
préparer ce sérum et l'injecter aux blessés.

2° Le sérum artificiel est tout simplement de l'eau salée à la dose
de 8 à 10 grammes par litre.

On devra toujours en préparer d'avance une certaine quantité,
pour les cas urgents, car, si simple qu'elle soit, la préparation n'en
demande pas moins une demi-heure au minimum pour la stérilisation.

Pour faire un litre de sérum, on prendra un litre d'eau distillée, si
l'on en a à sa disposition, ou, à défaut d'eau distillée, un litre d'eau
ordinaire, que l'on filtrera sur une couche d'ouate. On versera deux
cuillerées à café de sel fin dans ce litre d'eau, et il ne restera plus
qu'à stériliser la solution par l'ébullition pendant une demi-heure,
et à la laisser ensuite refroidir, pour avoir un excellent sérum artificiel.

Une cuillerée à café qu'on remplit de sel de table sans le tasser, en contient 4 grammes et demi ; deux cuillerées à café donneront donc 9 grammes de sel, ce qui est une bonne proportion pour le sérum.

3° Comme tous les liquides stérilisés, le sérum artificiel ainsi préparé doit être placé pour l'emploi immédiat ou pour la conservation, dans des récipients également aseptiques. Par conséquent, si on veut le conserver dans des récipients en verre (ballons, bouteilles ou flacons) il est absolument nécessaire que ces récipients aient été eux-mêmes stérilisés par l'ébullition dans l'eau, pendant une heure ; après les avoir remplis de sérum stérilisé, il suffira de les boucher soigneusement avec du coton aseptique pour pouvoir conserver en provision du sérum tout prêt pour l'usage.

Dans le cas où l'on a à sa disposition un autoclave, la préparation est très simplifiée, attendu qu'on peut stériliser à la fois le contenu et le contenant, en soumettant pendant 20 minutes seulement, à la température de 120° les flacons remplis d'eau salée et pourvus d'un bouchon de coton.

Lorsqu'on prépare du sérum artificiel pour un usage immédiat, il suffira de stériliser par l'ébullition dans l'eau la seringue ou le « boch-laveur » qui est employé suivant les cas comme nous allons le voir.

4° Les injections de sérum artificiel peuvent être faites soit dans le tissu cellulaire sous-cutané, suivant les règles qui ont été formulées dans la leçon précédente pour les injections hypodermiques en général, soit dans une des veines superficielles du membre supérieur ou du membre inférieur. Ce dernier mode d'injection, qui constitue une opération de petite chirurgie ne peut être employé que par un homme de l'art ; aussi n'avons-nous à nous occuper que de l'injection sous-cutanée, qui est d'ailleurs la plus employée et qu'une infirmière doit pratiquer couramment, sur l'indication et suivant les doses prescrites par le médecin.

On a imaginé plusieurs appareils plus ou moins compliqués pour faire ces injections sous-cutanées de sérum.

On pourra s'en servir, lorsqu'on les aura sous la main, à la condition que toutes les parties qui les composent puissent être facilement stérilisées par l'ébullition dans l'eau.

Le meileur appareil est celui que l'on peut toujours improviser rapidement : il se compose d'un « boch-laveur, » d'un tube en caoutchouc d'un mètre et demi à deux mètres de longueur solidement fixé au boch par une de ses extrémités, et enfin d'une canule-aiguille, qu'on emprunte à l'appareil aspirateur de Potain ou à la seringue de Roux, et qu'on fixe à l'autre extrémité du tube en caoutchouc. Le tout sera, immédiatement avant l'usage, stérilisé par l'ébullition dans l'eau pendant une heure.

Le boch rempli de sérum sera accroché au mur ou tenu à la main par un aide, à une hauteur d'un mètre à un mètre et demi au-dessus du plan du lit sur lequel repose le malade. Dans ces conditions la pression sera suffisante pour que, la canule-aiguille enfoncée sous la peau, le sérum puisse s'infiltrer dans le tissu cellulaire sous-cutané.

5° La technique des injections sous-cutanées de sérum artificiel est tout à fait semblable à celle des injections sous-cutanées en général, telle que nous l'avons décrite dans la leçon précédente. L'injection diffère seulement au point de vue de la quantité de liquide injecté, qui variera entre 50, 100, 200 et 250 centimètres cubes à la fois, au lieu d'un centimètre cube comme pour une injection de morphine, et aussi au point de vue du mode de propulsion employé pour faire pénétrer le liquide dans le tissu cellulaire sous-cutané, le piston de la seringue étant, pour l'injection de sérum en doses massives remplacé par la pression produite par la colonne de liquide comprise entre la canule-aiguille et le « boch-laveur, » maintenu dans l'élévation.

L'injection de sérum peut être faite dans toutes les parties du corps ; une région qui convient particulièrement bien à ce genre d'injection sous-cutanée est celle qui correspond à la partie externe de la racine du membre inférieur (région trochantérienne).

La peau de la région sera savonnée et brossée comme pour toute intervention chirurgicale, puis lavée à l'alcool ou à l'éther, et ensuite avec une solution antiseptique ou de l'eau bouillie ou même simplement avec le sérum que l'on vient de préparer.

Après s'être lavé soigneusement les mains, l'infirmière enfoncera la canule-aiguille sous la peau, d'un seul coup, parallèlement au plan de la surface de la région sur laquelle l'injection est faite; exactement comme nous l'avons dit pour les injections sous-cutanées de morphine, dans la leçon précédente.

6° Le « boch-injecteur » que l'on emploie couramment est ordinairement pourvu d'une gradation qui permet d'évaluer à mesure la quantité de liquide injecté.

Lorsque deux cents ou deux cent cinquante grammes de sérum sont infiltrés dans le tissu cellulaire sous-cutané, l'injection forme déjà une tuméfaction assez volumineuse qui soulève la peau de la région injectée, et cette tuméfaction provoque le plus souvent une douleur assez vive.

Il est bon d'arrêter l'injection à ce moment en plaçant sur le tube en caoutchouc une pince à pression ou une pince de Péan. On peut alors faire un léger massage qui aide à l'absorption du liquide et fait disparaître plus rapidement la tuméfaction produite par l'injection. Quand celle-ci a disparu, on enlève la pince placée sur le tube en caoutchouc, et le sérum continue à s'infiltrer à nouveau dans le tissu cellulaire sous-cutané. On peut ainsi, en plusieurs fois, injecter 500 à 1,000 grammes en quelques heures.

7° Le boch-laveur ne présente qu'un inconvénient au point de vue des injections prolongées dans lesquelles on injecte un litre, un litre et demi ou davantage en plusieurs heures. Il est largement ouvert et les poussières, par conséquent, peuvent contaminer son contenu et exposer le patient aux conséquences d'une injection septique. Il faut donc recouvrir sa partie supérieure d'une compresse stérilisée, ou y placer un large bouchon de coton.

Pour mettre le sérum tout à fait à l'abri des germes extérieurs, on peut, au lieu du « boch-laveur » employer une bouteille ordinaire, d'une contenance d'un litre environ, munie d'un bouchon en caoutchouc ou en liège, percé de deux trous qui livrent passage à deux tubes en verre, l'un court, s'enfonçant seulement de 4 ou 5 centimètres dans l'intérieur de la bouteille et pourvu extérieurement d'un tuyau en caoutchouc sur lequel vient s'adapter la canule-aiguille ; l'autre long s'enfonçant, au contraire, jusqu'à 2 ou 3 centimètres du fond de la bouteille.

Tout l'appareil : bouteille, bouchon en caoutchouc, tubes en verre et tuyau de caoutchouc, ayant été stérilisé par l'ébullition dans l'eau pendant une heure, on remplit la bouteille de sérum, et après l'avoir bien bouchée, on la renverse le col en bas, et on la tient élevée, comme le boch, à un mètre ou un mètre et demi au-dessus du lit du malade ; le sérum s'écoule alors par le tube de verre le plus court, tandis que l'autre assure la rentrée de l'air à l'intérieur, et, par suite, l'écoulement continu du liquide.

8° Toutes les injections médicamenteuses sous-cutanées, injections de caféine, injections d'éther, etc., se font exactement comme les injections de morphine, et les mêmes précautions doivent être prises, soit au point de vue de l'asepsie, soit en ce qui concerne la vérification minutieuse de la dose à injecter, telle que le médecin l'a prescrite.

Dans certains cas, au lieu d'être sous-cutanée, l'injection devra être *profonde ;* dans ce cas on enfoncera la canule-aiguille, non plus parallèlement à la surface de la peau, mais perpendiculairement à cette surface, de façon à ce que l'aiguille pénètre dans le tissu musculaire. Pour ces injections profondes, l'infirmière devra toujours faire préciser par le médecin la région où elles doivent être faites.

## QUESTIONNAIRE

1° Dans quel cas emploie-t-on les injections de sérum artificiel ?

2° Quelle est la composition de ce sérum ?

3° Comment le prépare-t-on ?

4° Quel est l'appareil le plus simple pour les injections de sérum ?

5° Quelle est la technique des injections sous-cutanées de sérum artificiel ?

6° Quelles quantités de sérum peut-on injecter en une fois ?

7° Comment fait-on une injection médicamenteuse profonde ?

---

## TREIZIÈME LEÇON

### De l'emploi du Thermo-Cautère et du Galvano-Cautère.

1° Le thermo-cautère et le galvano-cautère sont d'un usage courant, soit pour faire des cautérisations plus ou moins profondes dans les tissus, soit pour obtenir une révulsion locale en appliquant sur les téguments des pointes de feu.

Une infirmière doit, par conséquent, savoir monter et mettre en action ces deux appareils dès que le médecin ou le chirurgien juge à propos de s'en servir. Une infirmière expérimentée doit même apprendre à faire elle-même les applications de pointes de feu d'une main légère et rapide, en se conformant bien exactement aux prescriptions du médecin. C'est là d'ailleurs une chose qui ne s'apprend que par la pratique et nous ne devons pas y insister.

2° Le thermo-cautère remplace actuellement tous les cautères de forme variée dont on se servait autrefois, en les faisant rougir au feu. Cet appareil inventé par Paquelin se compose des pièces suivantes : 1° une série de cautères en platine, de différentes formes suivant les divers usages auxquels ils sont destinés : droits ou courbes, mousses ou pointus; 2° un manche porte-cautère sur lequel on visse le cautère dont on va se servir; 3° un tuyau de caoutchouc servant d'intermédiaire entre le manche porte-cautère et la pièce suivante; 4° un flacon renfermant de l'essence minérale pure, destinée à maintenir le cautère en incandescence; on adapte sur ce flacon un bouchon en caoutchouc traversé par deux tubes métalliques sur lesquels s'adaptent d'une part le tuyau de caoutchouc servant d'intermédiaire entre le flacon d'essence et le manche porte-cautère, et, d'autre part, le tuyau de caoutchouc de la soufflerie ; 5° une soufflerie qui sert à envoyer vers le cautère les vapeurs d'essence minérale entretenant l'incandescence; 6° une lampe à alcool qu'on emploie pour porter le cautère au rouge.

3° Pour monter le thermo-cautère, après avoir fait choisir par le médecin le cautère dont il a besoin, l'infirmière commencera par visser ce cautère sur le manche, puis elle adaptera sur celui-ci à l'autre bout le tuyau de caoutchouc intermédiaire; elle vérifiera le contenu du réservoir à essence minérale qui ne doit être rempli qu'à moitié ou même au tiers seulement, pour que l'appareil fonctionne bien, elle aura soin également d'enfoncer fortement le bouchon de caoutchouc qui ferme ce flacon, pour qu'il puisse résister à la pression déterminée par le jeu de la soufflerie.

4° Pour faire fonctionner le thermo-cautère, il faut commencer par chauffer le cautère *avant de toucher à la soufflerie;* pour cela, on allumera la lampe à alcool et on maintiendra l'extrémité du cautère au milieu de la flamme, en se rapprochant de sa périphérie où la température atteint son maximum. Toujours sans se servir de la soufflerie sous peine de manquer son allumage et de détériorer l'appareil, on attend ainsi patiemment que l'extrémité du cautère plongée dans la flamme ait pris une coloration rose. C'est alors seulement qu'on commence à faire jouer la soufflerie *très doucement,* jusqu'à ce que de la teinte rosée, l'extrémité du cautère soit passée à la teinte rouge vif. A partir de ce moment, on peut retirer le cautère de la flamme, tout en continuant à actionner la soufflerie par des pressions de la main régulièrement espacées; grâce aux vapeurs d'essence minérale qui entretiennent l'incandescence, on peut alors maintenir le cautère rouge aussi longtemps qu'il y aura de l'essence dans le réservoir. En attendant le moment de s'en servir, il suffit de le maintenir au rouge sombre; il suffira ensuite de quelques pressions plus rapprochées sur la soufflerie pour le porter au rouge vif.

5° Lorsque le chirurgien ou le médecin a fini de se servir du thermo-cautère, l'infirmière doit, avant de laisser l'appareil s'éteindre, porter une dernière fois le cautère au rouge vif, au moyen de quelques insufflations rapides, de façon à détruire par calcination les débris de tissus, le sang ou le pus qui peuvent souiller le cautère employé.

Pour éteindre le thermo-cautère, il faut, quand le cautère est encore en pleine incandescence, séparer brusquement le manche porte-cautère du tuyau en caoutchouc qui le relie au flacon d'essence minérale.

Lorsque le cautère est refroidi, on l'essuie légèrement avec un linge humide, pour enlever les parcelles charbonneuses qui peuvent y adhérer encore.

Il ne reste plus alors qu'à démonter l'appareil et à ranger chaque pièce à sa place dans la boîte du thermo-cautère.

6° Dans certains cas, on substitue à l'emploi du thermo-cautère celui du galvano-cautère, dans lequel les cautères sont constitués par des anses de platine disposées en pointes ou en lames droites ou courbes; le cautère que l'on veut employer est placé sur un manche porte-cautère spécial relié par deux fils conducteurs aux deux pôles d'un accumulateur.

Le manche porte-cautère est muni d'une pédale et la moindre pression du doigt exercée sur cette pédale établit le passage du courant électrique, et le cautère rougit instantanément.

## QUESTIONNAIRE

1° A quoi sert le thermo-cautère?
2° Quelles sont les différentes pièces qui composent cet appareil?
3° Comment faut-il monter les pièces pour que le thermo-cautère soit prêt à servir?
4° De quelle façon fait-on fonctionner l'instrument?
5° Quelles précautions doit-on prendre pour éteindre le thermo-cautère?
6° Qu'est-ce que le galvano-cautère ?

## QUATORZIÈME LEÇON

### Emissions sanguines, Ventouses.

1° Les émissions sanguines consistent à retirer de l'organisme une quantité de sang plus ou moins grande.

Elles sont locales quand étant produites par l'action de ventouses scarifiées ou de sangsues, elles retirent des capillaires d'une région malade une quantité de sang peu considérable et d'une façon lente.

Elles sont générales quand il s'agit d'enlever rapidement à l'organisme une quantité importante de sang par l'incision d'un vaisseau sanguin assez volumineux. C'est la saignée générale ou veineuse.

2° Les ventouses sont de petits vases en verre ayant la forme d'une cloche à melon et dont le fond est plus large que l'orifice; les bords en sont épais et arrondis pour éviter qu'ils ne coupent l'épiderme. Appliquées sur la peau après que l'air a été raréfié dans leur intérieur, elles produisent, par une sorte de succion, l'afflux du sang dans les parties sur lesquelles on les place.

3° On appelle ventouses sèches celles qui sont appliquées sur la peau dans le but de déterminer une révulsion. On se sert, pour leur application, de cloches en verre de différentes grandeurs.

4° *Pose de ventouses.* — On applique d'abord la ventouse à l'endroit voulu, et l'on vérifie si les bords de l'ouverture peuvent être mis en contact immédiat avec la peau de tous les côtés. Cette précaution doit être prise parce que si l'adhésion n'était pas possible dans un point, l'air pénétrerait à l'intérieur de la cloche et l'opération ne pourrait pas réussir. Le vase retiré, le vide y est pratiqué à l'aide de la chaleur par un des procédés indiqués plus bas, puis on l'applique sur le point désigné avec la plus grande rapidité.

Cette application se fait de la manière suivante : La partie sur laquelle doit se placer la ventouse sera lavée au savon pour dégraisser la peau. Les corps gras empêchent les ventouses de prendre. On plonge dans la cavité de la ventouse la flamme d'une lampe à alcool qui dilate l'air qu'elle contient et le raréfie, puis instantanément on applique bien à plat sur la peau le rebord du verre. Si l'action a été rapide et le vide bien fait, l'adhérence est entière, aussi on voit la peau se gonfler, monter dans la cavité de la ventouse, devenir rouge puis violacée par suite de l'afflux du sang.

5° La ventouse est laissée en place cinq à huit minutes. Pour la retirer on l'incline légèrement d'un côté tandis que de l'autre on appuie avec le doigt sur la peau; l'air pénètre et la ventouse se détache.

6° *Ventouses scarifiées.* — Pour appliquer une ventouse scarifiée on commence par poser une ventouse sèche dans la région indiquée. Au bout de quelques minutes, lorsque la peau est bien congestionnée, on lève la ventouse, puis sur le point congestionné on pratique des scarifications soit avec un scarificateur, soit avec un bistouri, si l'on n'a pas de scarificateur, et l'on a soin de ne faire ces scarifications que dans l'espace rougi qui se trouvait compris dans l'intérieur de la cloche. On applique ensuite à nouveau la ventouse et on voit alors le sang couler en nappe et en petite quantité. Le sang s'introduit avec rapidité dans la cloche, mais il cesse bientôt de couler à cause de l'équilibre de pression qui s'établit. Le sang s'arrêterait de lui-même par la coagulation; donc si on a recommandé de tirer une quantité de sang assez forte, il faudra ôter la ventouse, laver la surface des incisions avec un peu d'eau tiède afin d'enlever le sang coagulé qui empêcherait un nouvel écoulement et réappliquer la ventouse. On obtient ainsi une évacuation aussi considérable qu'il en est besoin.

7° Les plaies qui succèdent aux scarifications ne présentent ordinairement aucune gravité; il suffit de faire un pansement avec une gaze aseptique.

8° Toutes les fois qu'on se sera servi du scarificateur il faudra le nettoyer avec soin. Pour cela, on dévisse le couvercle, on arme les lames à moitié de leur course et l'on retire les tiges sur lesquelles les lames sont placées. On lave alors ces lames avec un linge très fin imbibé d'une solution antiseptique, de manière à ôter le sang qui pourrait se trouver à leur surface et on les essuie avec un linge fin et sec.

On s'assure enfin, avant de ranger l'instrument, qu'on ne l'a pas armé par mégarde. Un scarificateur ne doit jamais être remis en place étant armé.

L'instrument sera, bien entendu, stérilisé chaque fois que l'on devra s'en servir.

---

## QUESTIONNAIRE

1° En quoi consistent les émissions sanguines?
2° Qu'est-ce qu'une ventouse?
3° Qu'est-ce qu'une ventouse sèche?
4° Comment applique-t-on les ventouses?
5° Comment retire-t-on une ventouse.
6° Qu'est-ce qu'une ventouse scarifiée?
7° Comment panse-t-on les plaies qui succèdent aux scarifications?
8° Comment nettoie-t-on le scarificateur?

---

## QUINZIÈME LEÇON

### Anesthésie chirurgicale.

L'anesthésie chirurgicale est l'insensibilisation que le chirurgien provoque momentanément à l'aide de certaines substances dites : *anesthésiques* pour supprimer la douleur dans les opérations. L'anesthésie est *générale*, lorsque l'insensibilité existe dans l'organisme entier; si la perte de la sensibilité ne porte que sur un territoire limité, elle reçoit le nom d'anesthésie *locale*.

Les deux produits les plus employés pour l'anesthésie générale sont le chloroforme et l'éther.

Pour toute opération faite avec anesthésie générale il y a des précautions à prendre qui sont de toute nécessité et qui peuvent se résumer ainsi :

Précautions à prendre :

  I. *Avant l'opération;*
  II. *Pendant l'opération;*
  III. *Après l'opération;*

## I. — Avant l'Opération.

Le malade devra être à jeun, ce qui n'est pas indispensable pour l'anesthésie locale à la cocaïne.

*Importance de cette recommandation.* — Le malade qui est sous l'action du chloroforme a perdu ses réflexes. Si donc un vomissement survient, une partie du contenu de l'estomac pourrait pénétrer dans les voies respiratoires et donner lieu à des phénomènes d'asphyxie ou à des complications infectieuses ultérieures. D'ailleurs, comme l'éther et le chloroforme provoquent en général des vomissements qui durent plus ou moins longtemps après l'opération, ces vomissements seront évidemment moins fréquents si l'opéré est à jeun.

2° D'une façon générale il est bon de purger le malade la veille, sauf avis contraire du chirurgien. Pourquoi cette précaution? Pour la même raison que précédemment. Moins le tube digestif sera encombré, moins les vomissements seront nombreux. Or, les efforts que le malade fait pour vomir peuvent avoir de très grands inconvénients et sont en tous cas très douloureux.

La purgation saline abondante est la plus efficace. On prescrira donc du sulfate de soude ou de l'eau de Unyadi-Janos, de Carabana, Montmirail, etc… On donnera ensuite une infusion de thé léger.

Il est cependant très nécessaire de demander au chirurgien s'il faut donner une purgation, car il est des cas où elle est absolument interdite, dans le cas d'appendicite par exemple.

3° Comme il est très important que le futur opéré vienne à l'opération avec un bon moral et non dans un état de nervosité comme cela arrive bien souvent, on évitera de lui raconter des histoires concernant les opérations, les anesthésies au chloroforme, etc…

Pour cela on isolera le malade dès la veille et on lui donnera un calmant pour la nuit qui précède l'opération, sulfonal ou chloral, le premier de préférence.

4° Il est bon d'assurer l'asepsie générale de l'opéré en lui faisant prendre un bain alcalin ou savonneux. Mais c'est surtout sur la région où sera faite l'opération que doivent porter les pratiques aseptiques : après avoir rasé les poils de cette région, on la frotte avec de l'eau bouillie savonneuse et une brosse stérilisée. On la débarrasse de ses matières grasses à l'aide de l'éther, puis on la recouvre largement de compresses stérilisées couvertes d'un taffatas gommé, et ce n'est qu'au moment même de l'opération qu'on enlève les compresses recouvrant le champ opératoire.

5° Pour le matin même de l'opération il y a quelques petits soins minutieux à prendre. Il y a à craindre que le malade ne prenne froid au cours de l'opération. Pour empêcher le refroidissement qui est fréquent chez les chloroformés, on leur mettra des bottes ouatées enveloppant la totalité des membres inférieurs. Pour cela on entoure les jambes de ouate ordinaire que l'on maintient avec des bandes de tarlatane ou dé flanelle, en ayant soin *de ne pas laisser dépasser l'ouate*, car il pourrait s'en détacher de légers flocons qui viendraient tomber dans le champ opératoire.

6° Demander au chirurgien s'il faut préparer l'éther ou le chloroforme. On n'emploie généralement pas l'éther pour ceux qui toussent, pour les enfants qui ont les voies respiratoires trop étroites, pour les vieillards ou ceux qui auraient les voies respiratoires malades.

Le chloroforme doit être très *pur*, chimiquement pur. S'assurer toujours s'il n'a pas été soumis à l'action de la lumière ou de l'air qui altèrent sa composition. Ayez la frayeur des chloroformes éventés qui ont traîné dans les fonds de magasin ou qu'on a laissés à la lumière; ils subissent ainsi des altérations et deviennent dangereux, car il s'y développe des substances toxiques très nuisibles.

Avec un chloroforme impur l'anesthésie est lente à se faire, incomplète et même des accidents mortels peuvent survenir.

Il est encore une autre précaution à prendre avant l'opération, c'est l'examen des urines. Cette précaution est prise dans les hôpitaux pour chaque nouveau malade qui y entre. On se rend compte par là si l'on a affaire à un diabétique ou à un albuminurique. Pendant longtemps on n'osait pas opérer les diabétiques, car chez ces malades la suppuration se développe rapidement; cette contre-indication n'existe plus, grâce aux précautions aseptiques.

Pour les albuminuriques on évitera les opérations qui n'ont pas un caractère de nécessité absolue. Dans le cas où le malade que l'on va endormir est porteur d'une pièce dentaire amovible, il ne faut pas oublier de la lui faire enlever avant de donner le chloroforme.

---

## QUESTIONNAIRE

1° Qu'est-ce que l'anesthésie? Qu'est-ce que l'anesthésie générale?
2° Qu'est-ce que l'anesthésie locale?
3° Quels sont les produits employés pour l'anesthésie générale?
4° Quelles précautions sont à prendre avant l'opération?
5° Quelle est la première précaution à prendre avant l'opération? Dites pourquoi cette précaution est importante?
6° Quelle précaution est à prendre la veille de l'opération. Expliquez pourquoi? Dans quel cas la purgation est-elle interdite?
7° Dans quel état moral le malade doit-il être et que faire pour cela?
8° Comment assure-t-on l'asepsie générale de l'opéré?
9° Quels soins à prendre le matin de l'opération?
10° Dans quels cas n'emploie-t-on pas l'éther?
11° Que faut-il craindre dans le choix au chloroforme?
12° Citez une dernière précaution à prendre avant l'opération?
13° Dans quel cas doit-on éviter les opérations?

---

## SEIZIÈME LEÇON

**II. — Pendant l'Opération.**
**Précautions à prendre et soins à donner.**

---

Nous avons laissé le malade préparé dans une chambre d'isolement ou mieux dans la chambre d'anesthésie, car ce sera là qu'il sera endormi pour ne pas entrer éveillé dans la salle d'opération. En effet rien de plus impressionnant pour lui que de voir les instruments, les préparations diverses, les personnes étrangères qui assisteront à l'opération, tout cela effraye le malade et l'expose à la syncope. Voilà pourquoi il est préférable de l'endormir dans une pièce spéciale.

*Salle d'opération.* — Il est très important de ne pas agiter l'air dans la salle où on va opérer. Nous connaissons tous pour l'avoir vu ce qu'il y a de poussières dans un rayon de soleil pénétrant dans une chambre; or ces poussières renferment tout un monde de microbes qui, sous l'action du moindre courant d'air, peuvent être entraînés jusque sur le champ opératoire et infecter la plaie. C'est pourquoi il n'est jamais permis de balayer une salle où on fera une opération le jour même. Le balayage est généralement mal fait et consiste, le plus souvent, sans qu'on s'en doute, à répartir à peu près également dans tous les points de la salle et sur tous les objets les poussières qui se sont accumulées en certains points

Le sol, et les murs au besoin, doivent être lavés avec de l'eau contenant du bichlorure de mercure. On ne prendra jamais assez de précautions et on ne commencera à devenir bonne infirmière que lorsqu'on commencera à être *ridicule* de précautions.

Il ne faut aucune agitation de la part des personnes qui assistent à l'opération. Soyez donc calmes et n'oubliez pas que le moindre déplacement de l'air amène avec lui un déplacement de ces particules dangereuses qui existent toujours autour de nous. C'est pour cette raison qu'il ne faut jamais ouvrir une fenêtre pendant l'opération.

Si vous voyez le chirurgien avoir chaud, si ceux qui l'entourent souffrent de la chaleur, ce n'est pas un motif d'ouvrir la fenêtre, car ce serait amener dans la chambre, en même temps que l'air, des microbes nuisibles. De plus, il faut penser que chez l'anesthésié il y a refroidissement général du corps et qu'il vaut mieux pour lui qu'il fasse chaud.

Il nous reste à parler de ce qu'il faut préparer pour l'anesthésie générale par le chloroforme ou l'éther.

*Chaque fois* qu'un malade devra être chloroformé, l'infirmière préparera une pince tire-langue et un ouvre-bouche.

Une surveillance de tous les instants est nécessaire pour apprécier les signes qui *annoncent* et *permettent* d'éviter les accidents. Il est facile de voir si la peau devient violacée ou blême : dans le premier cas, il y a menace d'asphyxie, souvent par renversement de la langue en arrière, ce qu'on corrige en tirant cet organe au dehors avec la pince tire-langue. Dans ce premier cas le sang de l'opération devient noir.

Dans le second cas, le visage est pâle, le sang cesse de couler, il y a syncope.

La respiration doit être large, régulière, ce dont on s'assure en observant les soulèvements du thorax et de l'abdomen mis à découverts; les inspirations courtes, haletantes, doivent mettre en défiance.

La surveillance du cœur et des vaisseaux n'est pas moins nécessaire; une infirmière *n'ayant pas d'autre mission* pendant l'opération doit *constamment* sentir le pouls radial, être *très attentive* aux moindres changements de force, de rapidité et d'ampleur des pulsations.

L'œil fournit un double renseignement : quand l'attouchement très léger de la conjonctive et de la cornée avec la pulpe du doigt ne provoque plus une contraction réflexe, c'est que l'anesthésie est complète. Cette insensibilité prouve le sommeil; mais si la pupille se dilate brusquement quand l'anesthésie est déjà profonde un arrêt circulatoire ou respiratoire est imminent.

Dès que le pouls faiblit, que la respiration se ralentit, il faut éloigner l'anesthésique et ne le rapprocher que quand la circulation et la respiration ont repris leur cours. Si les accidents sont plus sérieux, on établit immédiatement la respiration artificielle en communiquant à la base de la poitrine des mouvements rythmés et réguliers de compression et de dilatation, et aux bras des mouvements d'élévation et d'abaissement.

La respiration artificielle doit être longtemps continuée, la mort ayant parfois été évitée par ces manœuvres prolongées, alors qu'elle paraissait certaine.

Ce qui est le plus énergique et le plus efficace dans les accidents sérieux c'est la compresse d'eau *bouillante* appliquée au creux de l'estomac; au moment où on l'applique on voit immédiatement la respiration revenir. L'application du marteau de Mayor ou d'un marteau quelconque trempé pendant quelques minutes dans l'eau bouillante produira le même effet. Cela s'explique, car c'est au creux épigastrique que viennent aboutir les nerfs qui font contracter le diaphragme qui joue un rôle important dans la respiration.

On peut aussi provoquer la contraction du diaphragme à l'aide d'un courant galvanique interrompu, un excitateur étant placé au bas des côtes sur les attaches du diaphragme aux parois thoraciques, l'autre à la base du cou.

Nous dirons un mot du rôle actif que doit exercer autour du chirurgien une infirmière intelligente. Une infirmière qui a été des années auprès des malades n'est pas pour cela expérimentée, c'est *l'observation* seule qui fait l'expérience et une infirmière qui *n'observe rien* pourrait passer 5, 10, 15 ans auprès des malades sans devenir plus habile.

Pendant l'opération, l'infirmière doit se placer en vue du chirurgien, de façon à obéir au moindre signe, elle doit toujours être à son service sans déployer un zèle fatiguant, intempestif, tout ce qu'elle fait doit être *bien conçu, bien réglé* et *exécuté avec précision.*

C'est à elle de surveiller et de faire remarquer ce qui n'est plus aseptique, à elle de présenter le plateau où seront déposés les instruments qui auront touché du pus et qu'il ne faudra pas déposer avec les instruments aseptiques. Elle doit travailler sans grand déplacement et sans grands mouvements.

Par son attitude autant que par ses actes, une infirmière doit inspirer confiance. Elle doit être *calme*, empressée sans affectation, ni agitation, sûre d'elle-même et sachant toujours ce qu'elle va faire et comment elle va le faire quand elle se met en mouvement.

Elle doit toujours agir avec *précision* et *résolution*.

En faisant ainsi elle donnera confiance au chirurgien, autant que par l'attention soutenue avec laquelle elle s'occupera de lui afin que rien ne manque, que tout arrive au moment voulu et que nulle inquiétude ne puisse venir à l'esprit de l'opérateur.

---

## QUESTIONNAIRE

1° Où le malade doit-il être endormi?

2° Parlez de la préparation de la salle d'opération?

3° Pourquoi demande-t-on le calme pendant l'opération?

4° Quels instruments doit préparer l'infirmière dans le cas de chloroformisation?

5° A quels signes reconnaît-on l'asphyxie ou la syncope?

6° Que faut-il faire dès que le pouls faiblit et que la respiration se ralentit?

7° Citez les moyens énergiques à employer dans les accidents sérieux?

8° Quel rôle doit exercer l'infirmière auprès du chirurgien?

---×---

## DIX-SEPTIÈME LEÇON

### III. — Soins à donner après l'opération.

---

Ce n'est pas une chose aussi facile qu'on pourrait le croire de soigner des opérés ou des blessés; on n'arrive à bien le faire qu'après un assez long apprentissage.

Il est toutefois possible de donner certaines indications générales qui faciliteront la tâche de l'infirmière. Elle devra dans tous les cas agir avec une grande douceur et une grande patience pour ne pas faire souffrir les blessés sans brusquer aucun mouvement, et en songeant que le malade auquel elle a affaire ne peut le plus souvent se remuer que très lentement. Mais il est également indispensable qu'elle agisse sans hésitation et avec une certaine fermeté sans s'en laisser imposer par les plaintes de certains malades pusillanimes qui se plaignent avant qu'on les touche.

Nous prenons donc le malade à partir du moment où l'opération est terminée, les pansements faits ; le chirurgien ne s'en occupe plus, c'est donc à l'infirmière à en prendre soin.

C'est dire qu'on ne peut pas le laisser à lui-même, on ne peut pas l'abandonner, et, en effet, tout danger n'a pas disparu parce que rien ne s'est produit pendant l'opération et qu'il n'a plus reçu de chloroforme depuis quelques minutes. Il peut encore se produire des syncopes, c'est pourquoi on doit surveiller l'opéré et ne pas l'abandonner jusqu'à ce qu'il soit parfaitement réveillé. Le réveil est plus ou moins facile selon les sujets. Il y en a qui, une fois reportés dans leur lit, n'étant plus sous l'action du chloroforme, se réveillent bien vite, restent calmes, n'ont pas ou ont peu de nausées, et sont tout étonnés de n'avoir rien senti.

Il y en a d'autres dont le réveil sera plus pénible, c'est pourquoi une première règle est la suivante :

1° Il ne faut pas quitter le lit du malade avant qu'il se soit réveillé et qu'il *ne vous ait parlé d'une façon raisonnable*. Nous disons d'une façon raisonnable, car il se pourrait qu'une fois réveillé, le malade vienne à parler mais sans être entièrement revenu à lui, ce n'est donc pas encore le cas de le quitter.

2° On peut avoir affaire à des sujets nerveux; on en a vu qui, au réveil, donnent des scènes épouvantables, d'autres dans un accès nerveux peuvent arracher leur pansement et donnent ainsi lieu à des accidents qui peuvent être néfastes.

C'est pourquoi il ne suffit pas simplement d'être auprès du malade endormi, mais *il faut le surveiller* et être prête au premier effort qu'il ferait pour se lever, à le maintenir dans la position horizontale, il ne faut jamais lui laisser le temps de se soulever sur son lit, vous n'en seriez plus maître.

Il faut le maintenir à plat, en appuyant la main sur la tête.

3° Lorsque le réveil tarde à se produire, il faudra le provoquer soit en faisant des aspersions froides sur la face, soit en flagellant les joues avec des compresses ou une serviette trempée dans l'eau froide ; ne craignez pas d'agir assez vigoureusement, puisque le malade ne sent rien.

4° Que se passe-t-il lorsque le malade revient à lui ? Une première manifestation du réveil est souvent une nausée, un vomissement. Dans ce cas, une condition très importante est de *donner à la tête* une position convenable, c'est-à-dire qu'elle doit être au même niveau que le corps, plutôt plus bas que plus haut, et on aura *bien soin de la tourner de côté*, de façon que les matières qui doivent être rejetées puissent sortir facilement par la bouche au lieu de pénétrer dans les voies respiratoires où elles donneraient lieu à l'asphyxie. On aura soin de mettre des serviettes pour recevoir les matières rejetées, car l'emploi des cuvettes ou bassins forcerait le malade à se soulever et c'est ce *qu'il faut absolument éviter*.

5° Comment peut-on combattre les vomissements après l'anesthésie par le chloroforme ou l'éther ?

Il n'y a qu'un remède, qui peut s'appliquer d'ailleurs d'une façon interne ou externe, *c'est le froid*. On le fera agir à l'extérieur en appliquant des compresses glacées sur le cou. Le froid, employé ainsi à l'extérieur, peut s'employer au cas même où le malade aurait des nausées avant d'être complètement éveillé. L'autre manière d'employer le froid d'une façon interne consiste à placer un morceau de glace hygiénique dans la bouche du malade qui doit le laisser fondre et non pas l'avaler, mais on comprend que dans ce cas il faut que le malade soit bien éveillé pour qu'il puisse suivre cette recommandation.

6° Comment combattre la douleur quand elle s'accuse très violemment chez les malades qui s'éveillent ?

Si le malade n'a aucune lésion grave qui s'y oppose (albuminurie par exemple) et si le *chirurgien le permet* on peut lui faire une injection sous-cutanée d'un demi-centigramme de morphine, piqûre qui pourra être suivi d'une deuxième si la douleur est persistante et peu supportable ; mais encore faut-il *toujours* l'avis du chirurgien, car la morphine est un médicament dont il faut se méfier.

Une autre raison de ne pas prodiguer la morphine chez les opérés c'est qu'elle donne lieu à des vomissements.

7° Alimentation après une opération.

Elle peut se réduire à rien pendant les premières 24 heures, et le plus souvent on s'abstiendra de donner solides ou liquides ; si le malade n'a pas eu la moindre nausée on pourra cependant, au bout de 10 à 12 heures, avec *l'assentiment du chirurgien*, donner du lait glacé, soit qu'il ait été placé dans un seau de glace, soit que l'on y ait fait fondre un morceau de glace ; mais dans ce cas il faut que la glace soit hygiénique pour ne pas introduire de microbes dans le corps. On commencera à donner une cuillerée à bouche de ce lait frappé ; une demi-heure après on peut en donner une petite tasse à café.

Si le malade le digère bien on peut renouveler toutes les deux heures. Si au contraire, le malade était affaissé, on peut lui donner du champagne *frappé*, du champagne sec avec de l'eau de Vichy frappée (1/3 de vin pour 2/3 d'eau) ou encore de l'eau de seltz et un peu de cognac.

8° Vous pouvez toujours proposer au chirurgien de faire purger l'opéré après le troisième jour s'il ne l'a pas prescrit lui-même, car, en général on peut le faire à moins qu'il y ait eu opération sur le tube digestif ; en ce cas on cherche, au contraire, à obtenir la constipation. Donc si le chirurgien le permet on fera prendre une purgation saline. Dès que cette dernière aura agi, on verra le malade reprendre son alimentation ordinaire et se remettre bien vite.

Il resterait à passer en revue les soins spéciaux à donner après chaque opération, mais ce sont là des choses qu'on ne peut apprendre que par la pratique. L'initiative de l'infirmière doit d'ailleurs disparaître et s'effacer devant les instructions *précises* et *formelles du chirurgien* : il suffit qu'elle en sache assez pour obéir aux prescriptions faites par celui-ci en se rappelant les règles générales ci-dessus énoncées.

---

## QUESTIONNAIRE

1° Quel est le rôle d'une infirmière chargée d'un malade qui vient d'être opéré sous le chloroforme ?

2° Comment peut-on combattre les vomissements ?

3° Comment combattre la douleur quand elle s'accuse chez les malades qui s'éveillent ?

4° Dire l'alimentation après une opération ?

5° De l'utilité de la purgation après les opérations sous chloroforme ?

---

# DIX-HUITIÈME LEÇON

## Ambulance. — Installation d'une ambulance.

Une ambulance est un établissement de secours *provisoire*, mobile, destiné à procurer les soins les plus urgents aux malades ou aux blessés, dans le voisinage du lieu où ils ont été atteints.

L'ambulance s'organise au moment d'une bataille, d'une inondation, d'une révolution, d'une catastrophe quelconque avec des éléments préparés d'avance ou avec des éléments improvisés.

Un hôpital est un établissement de secours *fixe* où les malades et les blessés sont soignés jusqu'à la guérison ou jusqu'à la mort, jusqu'à la convalescence ou jusqu'au passage de l'état aigu de la maladie à l'état chronique.

Les hôpitaux sont *permanents* ou *temporaires* : ces derniers naissent de circonstances analogues à celles qui ont fait créer les ambulances, mais tandis que celles-ci sont mobiles, ceux-là sont fixes ; tandis que le rôle des ambulances cesse avec les hostilités, les épidémies qui ont causé les blessures ou les maladies, le rôle des hôpitaux temporaires ne cesse que quand les malades qu'ils contenaient sont tous sortis ou qu'ils ne sont plus qu'en nombre tel qu'ils peuvent être dirigés sur les hôpitaux permanents destinés à recevoir en tout temps les malades et les blessés.

Éléments constitutifs d'une Ambulance ou d'un Hôpital. — Une ambulance ou un hôpital comprend le *matériel* et le *personnel*.

I. — Le *matériel* comprend : 1° le matériel de *subsistance* ou *d'exploitation ;* 2° le matériel *médico-chirurgical* (comprenant la pharmacie) ; 3° le matériel de *transport ;*

II. — Le *personnel* comprend : 1° le personnel médico-chirurgical (médecins et chirurgiens, pharmaciens, infirmières et infirmiers ; 2° le personnel *administratif :* comptable, infirmiers d'exploitation, infirmiers et infirmières commis aux écritures ; 3° le personnel de *transport :* brancardiers, muletiers.

Matériel de subsistance. — Il comprend : le local, les moyens de couchage, du linge de corps, des ustensiles et accessoires divers de salle et de cuisine, des approvisionnements de vivres, des registres et des cahiers.

Le *local* destiné à devenir le siège d'une ambulance, doit présenter certaines conditions de situation, d'exposition, d'accès facile de voisinage de source, de réservoir ou de cours d'eau, d'aération qu'il est important de connaître.

Le *local* peut être une tente, un hangar, une grange, une maison, un hôtel. Les *édifices* devront être soigneusement évités, car ils servent de point de mire à l'artillerie ; ils risquent de brûler ou de s'écrouler.

Le local destiné à être transformé en établissement de secours pour les malades ou les blessés doit être situé dans un endroit sain, éloigné des causes permanentes ou accidentelles de viciation de l'air.

Le voisinage d'un marais engendre la fièvre intermittente ; le voisinage d'un abattoir peut engendrer les maladies contagieuses et infectieuses; de plus, quand soufflent certains vents, il expose les malades à de mauvaises odeurs, et, dans tous les cas, à la piqûre d'insectes devenus venimeux par leur contact avec des animaux morts .

L'*abord* d'une ambulance ou d'un hôpital doit être facile : hommes, mulets, voitures doivent pouvoir arriver à leurs portes sans peine et sans danger de chute. Les portes elles-mêmes doivent être assez larges pour permettre le passage d'un brancard, d'une litière et même d'un matelas ordinaire sur lequel un blessé ou un malade devront parfois être transportés.

L'*exposition : nord* et *midi* pendant l'hiver, *est* et *ouest* pendant l'été, est la meilleure. Dans une ambulance exposée au nord et au sud, les salles de malades et la lingerie doivent être au midi : les cuisines, la pharmacie, les services administratifs peuvent être sans inconvénient orientés au nord. Durant l'été, l'exposition est étant la meilleure, doit être autant que possible réservée aux malades.

L'*aération* d'une salle de malades doit être assurée par de vastes ouvertures permettant soit d'établir à certains moments des courants d'air, soit de laisser très largement pénétrer l'air extérieur, surtout dans les parties supérieure et inférieure des salles.

*Le voisinage d'une fontaine ou d'un cours d'eau* ou l'existence de réservoirs d'eau incessamment remplis, est une condition essentielle d'une bonne installation hospitalière. L'eau est, en effet, de tous les agents hygiéniques ou médico-chirurgicaux, le plus important.

La *contenance* d'un hôpital doit être calculée autrement que celle d'une ambulance. Des malades peuvent être réunis en grand nombre sans inconvénient dans un établissement qui n'en a pas encore contenu et qui n'en contiendra que pendant peu de jours, ce qui est le cas d'une ambulance. L'espace réservé à chaque malade ne doit pas être calculée seulement d'après le nombre de malades réunis dans une même salle, mais encore d'après une série d'autres conditions, telles que la *saison*, le *climat*, le *genre* et la *nature* des maladies ou des blessures, la facilité plus ou moins grande d'aérer, de ventiler.

Distribution. — Les hôpitaux et ambulances sans étages, les salles de rez-de-chaussée qui sont d'un accès facile, et assainies par l'existence d'un sous-sol ou d'une cave, doivent être généralement réservés aux blessés. Une *salle d'opération* bien éclairée et à proximité des salles de chirurgie, une *salle de garde* située autant que possible près de l'entrée de l'ambulance, une *cuisine*, une *salle de pharmacie* et une *lingerie* sont les pièces complémentaires d'une installation hospitalière.

Le *mobilier* des salles comprend : 1° des *lits*, des *tables*, des *chaises*, des *tables de nuit* et *ustensiles divers*.

2° Les *ustensiles et accessoires de cuisine* n'ont guère besoin de vous être décrits : les plus simples, les plus solides, les plus faciles à entretenir sont les meilleurs.

3° Les *cahiers* et *registres* d'une ambulance comprennent les *registres d'entrée et de sortie des malades*, du *personnel employé*, *des fonds, des fournitures en général, et de la lingerie*.

4° *Les cahiers de visite* sont de grands cahiers dont chaque page porte un numéro correspondant à celui d'un lit, et sur lesquels sont inscrits en tête, les noms, prénoms, maladies et blessures du malade, et au-dessous les prescriptions du médecin.

Il y a dans chaque service deux cahiers de visite; un pour les jours pairs et un pour les jours impairs, de manière que lorsque le médecin fait sa visite il ait en main les prescriptions faites la veille, tandis que l'infirmière écrit sous sa dictée, sur l'autre cahier, les prescriptions du jour : ces cahiers de visite sont établis comme l'indique le tableau ci-contre.

Les registres des malades, du personnel employé, des fonds, des fournitures, n'ont rien de particulier. Quand un malade entre, il est inscrit sur le cahier des entrées avec ses nom, prénoms, grade, corps; puis à côté de ces indications prises dès l'arrivée, sont mentionnés les numéros du lit et celui de la salle. Vient-il à changer de service, sa mutation est signalée en regard des entrées et inscrite sur le registre en regard de la date de son entrée.

Ce registre est complété et contrôlé par un autre, sorte de journal, sur lequel sont inscrites chaque jour ainsi que sur la feuille correspondant au jour où elles se produisent, toutes les mutations.

Les autres registres sont tenus à peu près de la même manière. Ce

| NOMS ET PRÉNOMS | CORPS ET GRADE | DATES | | MUTATION |
| | | D'INVASION DE LA MALADIE OU BLESSURES | DE L'ENTRÉE | |
| Bernard (Joseph) | 25° Ligne caporal | Blessé le 3 avril | 3 avril | |

| Jours du mois | ALIMENTS | BOISSON ALIMENTAIRE | PRESCRIPTIONS ET REMÈDES | DIAGNOSTIC OBSERVATION |
| --- | --- | --- | --- | --- |
| 1 | 1 p. | | | Plaie contuse par écrasement de la face dorsale de la main droite |
| 3 | | L. 4 p. | Pot. g. morphinée à 2 centig. t. o. irrig. continue. | |
| 5 | | | | |



J'exprime que le nommé Bernard (Joseph), caporal au 25° de ligne, est entré le jour même (à l'hôpital) de son accident, d'urgence par conséquent, atteint d'une plaie contuse à la main droite, qu'il a été couché dans la salle 6, au lit 4, et qu'il a été prescrit 1 potion d'aliments (1 p.) 4 potions de lait pour boisson (L 4 p.) 1 potion gommeuse morphinée à 2 cent. (p. et g.) de la tisane d'orge (o.) des irrigations continues à la température ordinaire (irrig. continues).

sont de simples registres n'ayant pas, comme les cahiers de visite, un caractère spécial et ne comportant pas, par conséquent, une description particulière.

Matériel médico-chirurgical. — Il comprend : les instruments, les moyens de pansement, les accessoires.

Les instruments destinés au service d'une ambulance sont très variés (boîte). Il serait bon que chaque infirmière ait sa trousse.

Dans l'armée, les sacoches, les sacs, les cantines et les voitures techniques servent d'approvisionnements; elles contiennent ce qu'il faut pour satisfaire pendant un certain temps à toutes les nécessités chirurgicales et médicales.

Le Matériel de transport. — Il comprend : les brancards, les cacolets, les litières, les voitures, les wagons et les bateaux.

Les *cacolets* sont des sièges pliants qu'on accroche à droite et à gauche d'un bât et qui servent à transporter deux blessés sur un même animal, un mulet généralement. Le blessé est installé sur cet appareil comme un enfant sur sa chaise.

Une *litière* est un appareil destiné à transporter les malades qui doivent garder la position horizontale.

Les *voitures* qui servent au transport des malades et des blessés appartiennent dans l'armée à divers types, les unes sont légères, à deux roues; les autres, plus spacieuses et plus lourdes, à quatre roues.

Les unes et les autres peuvent être disposées pour recevoir des malades couchés ou assis.

Approvisionnement d'objets de pansement, de couchage, de lingerie pour 100 lits. — *Demander la nomenclature des objets de pansements et de lingerie à préparer par les Comités de Dames, 19, rue Matignon.*

Soins immédiats a donner a tout malade a son arrivée. — Il faut avant tout désaltérer les blessés, leur distribuer café, bouillon, soupe; relever en même temps sur les cahiers, registres médicaux leurs noms et prénoms.

On doit s'occuper aussi du chauffage du local et avoir soin de tenir éloignés du feu les malades susceptibles d'hémorrhagies :

1° L'important c'est que le triage des blessés à leur arrivée et leur répartition soient rapides;

2° Les grouper par ordre :

1° *Fiévreux.* — Prendre la température, l'inscrire sur la feuille de température; on leur fera prendre de la quinine, 25 à 50 centigr.

2° *Maladies éruptives.* — Les isoler;

3° *Congestions pulmonaires.* — Sinapismes, ventouses.

4° *Plaies superficielles.* — Pansement provisoire;

5° *Hémorrhagies.* — Compression et sérum;

6° *Fractures.* — Immobilisation provisoire en attendant le médecin;

7° Mettre à part : blessés pouvant marcher et susceptibles d'évacuation immédiate;

8° *Blessés évacuables* assis ou couchés dont l'évacuation peut avoir lieu dans la journée du lendemain;

9° Blessés intransportables.

## QUESTIONNAIRE

1° Qu'est-ce qu'une ambulance?

2° Qu'est-ce qu'un hôpital?

3° Quels sont les éléments d'une ambulance?

4° De quoi se compose le matériel?

5° De quoi se compose le personnel?

6° Quelles conditions doit présenter le local d'une ambulance?

7° De quoi se compose le mobilier?

8° Comment doivent être tenus les différents registres?

9° De quoi se compose le matériel médico-chirurgical?

10° De quoi se compose le matériel de transport?

11° Quels sont les soins immédiats à donner aux malades à leur arrivée à l'ambulance?

12° Quels sont les soins à donner suivant la nature de la maladie?

———×———

## DIX-NEUVIÈME LEÇON

### Visite du médecin.

Les infirmières doivent apporter la plus grande attention à tout ce qui se rapporte à la visite du médecin. Cette visite impose de nombreux devoirs : nous dirons donc ce que nous devons faire, avant, pendant et après cette visite.

Avant la visite. — S'agit-il d'un cas de chirurgie pour lequel il y aura un pansement à faire, vous devez préparer *tout*.

1° Parce que les docteurs sont toujours pressés.

2° Parce qu'un pansement doit être fait vite et bien; en outre le malade le redoute toujours. Moins vous ferez attendre, plus vous épargnerez d'appréhension.

S'agit-il d'un cas de médecine proprement dite, vous devez encore disposer comme dans le cas précédent, des serviettes, de l'eau, du savon, tout ce qu'il faut pour écrire une ordonnance. Il faut en outre mettre le malade dans un état de propreté aussi parfait que possible pour que le médecin puisse se livrer avec toute l'attention voulue à un examen complet.

Pendant la visite. — Pendant la visite vous avez quatre devoirs principaux à remplir :

1° Faire un rapport au médecin sur ce que vous avez observé en son absence;

2° L'aider dans ses investigations et dans le nettoyage des instruments qui y ont servi, et qui parfois lui appartiennent;

3° L'aider à prendre pour lui-même les soins de propreté que l'examen du malade a rendu nécessaires;

4° Le reconduire.

Importance du rapport. — Ordinairement le médecin ne voit le malade qu'une ou deux fois par jour; ce qui se passe dans l'intervalle de ses visites doit lui être fidèlement dit. Songez que tout ce que vous direz au médecin a une très grande importance à ses yeux, surtout s'il vous connaît déjà pour une infirmière attentive et véridique; s'il n'a pas encore reconnu en vous ces qualités, montrez que vous les possédez et vous ne pouvez qu'y gagner dans son estime.

Le récit que vous allez faire au médecin a pour objet de lui faire connaître la nature du mal ou la période à laquelle il est arrivé, ou encore l'effet des médicaments. Vous voyez donc que la vie d'un malade peut ainsi dépendre de vos paroles. Que la pensée de cette grave responsabilité soit donc toujours présente à votre esprit.

L'utilité de votre rapport s'accroît encore lorsque le malade a présenté des *symptômes fugaces*, c'est-à-dire qui ne se produisent que pendant quelques instants; il peut se faire que ces symptômes n'aient pas lieu pendant la visite du médecin et qu'il ne puisse en avoir connaissance que par votre récit.

Il est certains cas dans lesquels l'importance de votre rapport est capitale; celui, par exemple, d'un soldat dont la mémoire et l'intelligence sont troublées par un état grave, tel que la période

délirante de la fièvre typhoïde, de la variole, de la congestion céré-
brale, etc., etc...

Votre rapport doit être *complet*, il ne faudrait donc pas vous dire :
« Je ne parlerai que des choses importantes ». Il faut être déjà
expérimentée pour juger de l'importance d'un symptôme; dites donc
tout ce que vous aurez remarqué, car il arrive souvent que dans
cette période où les maladies ne sont pas encore nettement dessi-
nées, le médecin trouve de précieux renseignements dans *certains
faits qui ont pu vous paraître indifférents.*

Que votre rapport soit bref ou long, il faut toujours y mettre de
*l'ordre*, de la *méthode;* sans cela vous ferez des oublis ou des répé-
titions qui l'obscurciront. Si vous n'avez pas une mémoire bien
exercée ou si encore vous êtes très fatiguée par une longue veille,
ou par des soins pénibles donnés à votre malade, le mieux sera de
ne pas vous fier à votre mémoire et de prendre des notes écrites;
de cette façon vous serez plus sûre de ne rien omettre d'important.

Si même il s'agit d'un cas grave et compliqué vous pouvez mettre
plus d'ordre et diviser votre compte rendu en cinq colonnes : une
pour la manière dont les médicaments et les soins ont été administrés, une autre pour indiquer comment les principales fonctions
du malade se sont accomplies; la troisième pour le sommeil; la
quatrième pour la nourriture et la manière dont elle a été prise;
la cinquième, enfin, pour indiquer les symptômes que vous aurez
observés. Dans les cas graves cette division sera excellente. Pour
ne rien oublier dans ces colonnes passez successivement en revue
toutes les parties du corps, comme vous voyez le médecin le faire
quand il interroge les malades; commencez par *la tête.*

Le malade s'est-il plaint de *mal de tête* dites si c'est toujours du
même côté.

*Les alternatives de pâleur et de rougeur* sont un signe fugace
que vous devez signaler. La *surdité* survient parfois dans le cours
de fièvres typhoïdes graves, ou après l'ingestion de sulfate de quinine, et, puisque nous parlons des oreilles, vous saurez que si vous
observez un écoulement d'eau ou de sang par ces organes sur un
malade qui a reçu un choc violent à la tête, cet écoulement a une
signification : il révèle une fracture à la base du crâne.

*Aux yeux* vous pouvez avoir à noter le strabisme (c'est-à-dire
l'action de loucher), c'est un signe fugace qu'il faut noter avec soin.
N'oublions pas non plus de signaler si le malade a horreur de la
lumière, il se détourne alors quand vous approchez la lampe. Notez
encore la dilatation de ses pupilles; elle peut indiquer un épan-
chement dans le cerveau ou les effets de la belladone.

Le *saignement de nez*, même peu considérable, est important à signaler, au début de la fièvre typhoïde ou dans les fractures du crâne.

*L'écoulement abondant* de la salive par la bouche peut caractériser des phénomènes nerveux hystériques ou la salivation mercurielle. Vous tiendrez compte aussi de la *mussication*, c'est-à-dire des mouvements des lèvres que le malade fait comme s'il parlait à voix basse; c'est encore un signe fugace qui cesse souvent quand le médecin ou un étranger entre dans la chambre.

Faites attention aussi *aux paroles que le malade répète souvent*, même quand on croit qu'il délire : il se peut qu'elles aient un sens, qu'elles se rapportent à un fait dont la découverte serait importante.

Les mouvements bizarres des *mains* pour saisir des objets imaginaires en l'air, ou pour rouler continuellement les draps, sont un signe grave, souvent mortel.

Les *convulsions des membres* sont souvent de courte durée et doivent être soigneusement notées.

*L'impuissance d'un membre* à se mouvoir a aussi de l'importance.

Les *mouvements répétés pour sortir du lit :* le malade veut s'en aller, il ne veut plus rester à l'endroit où il se sent gravement malade; il se dit guéri; c'est un signe funeste.

La *soif ardente* : notez les quantités de liquide qui sont absorbées.

*A la peau* : vous rechercherez les rougeurs qui sont quelquefois passagères, les éruptions plus ou moins saillantes; il y en a une qui est très fugace : c'est celle de l'urticaire qui est accompagnée de vives démangeaisons; vous indiquerez aussi si la peau a été chaude ou froide, s'il y a eu des sueurs abondantes, des frissons.

RESPIRATION. — Le principal signe à noter dans l'appareil de la *respiration*, c'est *la toux;* dites si elle est *isolée* ou par *quintes;* si elle est *sèche* ou avec *expectoration*, si elle est *courte* avec un point de côté douloureux sur lequel le malade porte la main chaque fois qu'il tousse; si elle est *suffocante* comme dans les accès d'asthme ou de coqueluche. Les caractères de la toux varient avec les maladies qui l'occasionnent; vous voyez donc qu'il faut observer les détails et ne pas se contenter de dire que votre malade a toussé, mais quand et comment il a toussé.

En faisant votre rapport, parlez simplement, clairement, sans vous hasarder dans des explications qui, 19 fois sur 20, pourraient n'être pas justes, ne cherchez pas à faire parade de vos petites connaissances, et gardez-vous d'émettre des opinions; restez toujours dans votre rôle d'infirmière vigilante, mais remplissez-le bien.

*Les crachats* seront conservés dans un petit crachoir disposé pour cela. Ces crachats peuvent être teintés d'une couleur de rouille, d'autres sont sanglants, mousseux, d'autres encore contiennent des fausses membranes : tous ces caractères leur donnent une signification précise; ayez donc bien soin de recueillir les crachats, surtout si vous avez à soigner un malade atteint de fluxion de poitrine, ou de bronchite ou de congestion pulmonaire, de phtisie, de rougeole, d'angine, etc...

*Les urines* ; leur couleur varie beaucoup suivant les maladies; ainsi elles peuvent être claires et blanches dans les attaques de nerfs, vert russe ou acajou dans la jaunisse; chargées de sable blanc rouge dans la gravelle; mêlées de sang rouge ou brun, de pus, comme dans le catarrhe de la vessie; mousseuses, collantes comme dans le diabète. Vous voyez comme ces caractères des urines sont importants; donc toutes les fois qu'elles n'ont pas la couleur jaune ambré naturelle à l'état de santé, il faut les conserver; il le faut encore quand elles sont en quantité excessive. Vous n'oublierez pas qu'il faut surtout les faire voir dans le diabète, l'albuminurie, les maladies de foie, des reins, de la vessie, et pour mieux apprécier les dépôts du pus, de sable ou de sang vous laisserez l'urine déposer pendant plusieurs heures dans un verre.

*Les selles*, dans beaucoup de maladies, présentent des caractères tout à fait essentiels; ainsi dans la dyssenterie, elles sont glaireuses, semées de sang; dans le choléra elles sont liquides, semblables à de l'eau de riz; dans la jaunisse elles sont solides mais décolorées, blanchâtres, il faut donc les conserver toutes les fois qu'elles présentent des particularités de quantité ou de couleur.

*Les matières vomies* doivent toujours être présentées au médecin; leur aspect suffit souvent pour faire connaître si elles sont le produit d'une simple indigestion, d'une maladie ou d'un empoisonnement. Tantôt ce ne sont que des matières alimentaires, tantôt elles sont simplement muqueuses, d'autres fois bilieuses, et dans ce cas la bile peut être jaune ou bien verdâtre comme dans la péritonite, d'autres fois il y a une poudre noirâtre comme du marc de café, ou bien du sang rouge; d'autres fois ces matières sont fétides, ont une odeur de gangrène ou de matières fécales comme dans la hernie étranglée.

Le *sang des hémorrhagies*. Il faut le conserver; le médecin a intérêt à connaître la quantité de sang perdu et la qualité de sang.

Vous voyez par ces exemples combien il importe pour le diagnostic de la maladie que vous conserviez avec soin tout ce qui doit être montré au médecin.

Un mot maintenant sur la colonne destinée aux *fonctions*, c'est là que vous marquerez ce que vous avez remarqué dans la respiration, le pouls, la coloration du visage, la transpiration, l'état mental du malade.

Dans la colonne consacrée au sommeil vous ne vous contenterez pas de dire que le malade a bien ou mal dormi; entrez dans les détails; dites si le sommeil a été calme ou agité, troublé par des cauchemars, des rêves pénibles, des cris; combien de temps il a duré.

Dans la colonne consacrée à l'administration des médicaments et des soins, indiquez avec exactitude si tout ou partie du médicament prescrit a été pris; pourquoi il n'a pu l'être, s'il a été rejeté, à quelle heure il a été administré; les réflexions que le malade a faites en le prenant; elles sont parfois très importantes. Indiquez si vous avez nettoyé la langue, changé le linge, lavé, peigné ou pansé le malade, et ce qui s'est alors passé.

Tous ces renseignements pris et écoutés avec d'autant plus d'attention que vous les aurez donnés avec plus d'ordre et de clarté, le médecin examine son malade et nous arrivons à votre deuxième devoir qui est de l'aider dans ses investigations. Pour cela, s'il doit ausculter (l'auscultation inventée par Laënnec est une méthode d'examen au moyen de laquelle avec le sens de l'ouïe on fait le diagnostic des maladies du poumon, du cœur et de quelques autres organes), vous placerez une serviette blanche à l'endroit où il doit appliquer l'oreille pour lui éviter le contact d'une chemise imbibée de sueur ou peu propre; vous lui donnerez une cuiller ou un abaisse-langue pour examiner la gorge.

Pour remplir votre troisième devoir vous présenterez tout ce qu'il faut pour le lavage des mains du médecin. Lorsque le médecin a achevé l'examen du malade il écrit son ordonnance, la lit tout haut et vous demande si vous avez bien compris l'exécution.

Là, pas d'amour-propre mal placé, demandez toutes les explications nécessaires pour être sûre de bien faire et au besoin prenez des notes pour ne rien oublier.

Après la visite. — Tout ceci fait, le médecin se retire et il semble que tout soit fini pour vous, il n'en est rien cependant, il faut encore que vous l'accompagniez car il se peut que vous n'ayez pu lui communiquer avant son entrée ou en présence du malade certaines remarques de nature à inquiéter ce dernier; il se peut aussi qu'il ait à vous faire des questions ou des recommandations qui ne doivent pas être entendues du malade, ou même à vous adresser quelques observations sur vos soins.

Cette fois la visite est-elle bien terminée.

Pour le médecin, oui; pour vous, pas toujours. Rentrée dans la chambre vous serez peut-être interrogée sur ce que le médecin vient de vous dire en particulier. C'est alors qu'il faudra vous tenir en garde et ne rien dire qui puisse jeter quelque trouble dans l'esprit du malade, qu'il faudra même composer votre visage pour que vos inquiétudes ne puissent s'y lire quand vous voyez le mal faire de nouveaux ravages.

On ne se figure pas assez la gravité que peuvent avoir les paroles ou même simplement l'attitude d'une infirmière après la visite du médecin.

Chaque parole doit être pesée; règle générale : parlez peu; agissez bien.

---

## QUESTIONNAIRE

1° Que faut-il faire avant, pendant et après la visite du médecin?
2° Quelle est l'importance du rapport fait au médecin?
3° Que faut-il dire, que faut-il ne pas omettre?
4° Comment peut-on diviser le rapport dans un cas très grave?
5° Dans quel ordre doit-on parler des différentes parties du corps?
6° Faites la nomenclature des symptômes alarmants?

---

## VINGTIÈME LEÇON

### Fièvre.

---

La fièvre est un état caractérisé par l'élévation anormale de la température, la suractivité des combustions organiques et l'accélération des battements du cœur.

On reconnait la fièvre à un état général de malaise, souvent précédé de frissons et accompagné de douleur ou de pesanteur, d'abattement, de courbature, de soif plus ou moins intense, de manque d'appétit, de chaleur à la peau et de la fréquence du pouls, mais tous ces caractères sont loin de se trouver toujours réunis.

A tout âge, l'état de santé antérieur exerce une influence sur la manifestation de la fièvre, aussi bien que sur son intensité et sa durée. Ainsi la faiblesse résultant d'une mauvaise constitution ou de maladies antérieures ne permet pas souvent à la fièvre de se développer avec la même rapidité, avec cette allure franche que l'on rencontre ordinairement dans le cas contraire. C'est surtout alors qu'on ne l'observe qu'à certaines heures, vers le soir particulièrement ou dans la nuit. Comme le peu de continuité de cette fièvre pourrait induire l'infirmière en erreur au point de vue de sa gravité, il est bon qu'elle soit prévenue de son importance, pour qu'elle ne tarde pas à avertir le médecin.

Les caractères principaux de la fièvre sont :

*La chaleur de la peau,*
*La fréquence du pouls.*

1° CHALEUR DE LA PEAU. — Quand on prend la main d'une personne qui a la fièvre, on sent de suite la différence de température qui fait dire que la peau est chaude et même brûlante, cette chaleur ressemble à celle d'une personne bien portante qui s'est livrée à un exercice un peu vif; c'est alors une chaleur franche. D'autres fois elle est accompagnée de moîteur, ou, au contraire, d'une véritable sécheresse; c'est ce qu'on appelle *chaleur humide* ou *chaleur sèche.*

Ces nuances que l'on peut observer à un degré plus ou moins fort ont une certaine importance et l'infirmière doit les étudier avec soin.

Comme l'idée que l'on peut se faire ainsi de la température du corps n'est qu'approximative, le médecin ordonne de prendre la température au moyen d'un thermomètre spécial. Ce thermomètre s'applique généralement sous l'aisselle, où on le laisse pendant une dizaine de minutes en ayant soin qu'aucun linge ne vienne se placer entre la peau et la cuvette de mercure. Cette cuvette doit être placée exactement au centre de l'aisselle, où elle se trouve serrée le plus possible par le bras qui est ramené en avant. Il ne reste plus après le temps voulu qu'à lire la température sur les divisions de l'instrument.

2° FRÉQUENCE DU POULS. — Il est un autre caractère important de la fièvre : la fréquence du pouls dont la valeur, il faut s'empresser de le dire, est surtout subordonnée à la co-existence de l'élévation de la température. Cette opinion est loin d'être toujours exacte. En effet, dans beaucoup d'états nerveux, dans les émotions vives, à la suite d'une course rapide, après un fort repas, un excès de boissons alcooliques, le pouls s'accélère sans qu'il y ait de fièvre.

Chez les adultes et à l'état normal on compte généralement de 70 à 75 pulsations par minute. Quand le nombre de ces battements s'élève à 95-110 et au delà il y a forte accélération.

C'est au poignet que l'on a l'habitude de tâter le pouls. On commence par faire appuyer sur un plan résistant le côté de l'avant-bras qui correspond au petit doigt, puis on cherche à appuyer les quatre derniers doigts au-dessus du poignet, et un peu au dedans du bord extérieur de l'avant-bras. On ne tarde pas alors à sentir une sorte de soulèvement qui se produit à intervalles plus ou moins rapprochés. Le nombre de ces soulèvements comptés pendant une minute indique le plus ou moins de fréquence du pouls. Pour plus de facilité il est bon de prendre le pouls à droite avec la main gauche et à gauche avec la main droite.

Pour *compter* les pulsations, on peut se servir d'une montre ordinaire à défaut d'une montre à secondes, qui donnera toujours des renseignements plus exacts. Avec la montre ordinaire il faut compter les pulsations pendant une ou deux minutes, tandis qu'avec la montre à secondes il suffit de les compter pendant 1/4 ou 1/6 de minute, en ayant soin ensuite de multiplier le nombre obtenu par 4 ou 6.

En même temps qu'on recherche le degré de fréquence de pouls, il est important de remarquer si les pulsations sont fortes ou faibles et si elles ont toutes à peu près le même degré de force. On dit dans ce cas qu'elles sont égales, et inégales dans le cas contraire.

Il arrive quelquefois que l'on constate l'absence complète d'une ou plusieurs pulsations, à des intervalles plus ou moins rapprochés, c'est ce qu'on appelle : le pouls *intermittent*. Tantôt il faut compter pendant une ou plusieurs minutes pour trouver une intermittence, tantôt celle-ci revient toutes les quatre ou cinq pulsations avec une régularité parfaite. Ce pouls s'observe surtout dans les maladies de cœur.

Il y a des cas où il est impossible de compter les pulsations tant elles se succèdent sans ordre; tantôt très rapprochées, puis se ralentissant pour s'accélérer de nouveau. Un tel pouls est appelé irrégulier et constitue avec le pouls intermittent le caractère net d'une maladie de cœur.

Variété des Fièvres. — *Continues* : parce qu'elles durent quelques jours ou même plusieurs semaines.

Elles sont bénignes ou graves.

*Intermittentes* : ne se montrent que par accès de quelques heures, à des époques fixes et régulières.

*Bénignes* : durent 24 à 36 heures, ce sont les fièvres éphémères.

*Inflammatoires* : on remarque une courbature très prononcée; et surtout une coloration très vive du visage, qui accompagne un mal de tête très violent.

*Bilieuses* : le visage est moins coloré; on remarque même une teinte un peu jaunâtre autour du nez, la bouche est amère et la langue recouverte d'un enduit jaune.

*Fièvres graves :* fièvre typhoïde appelée fièvre putride ou maligne.

*Fièvres éruptives :* rougeole, scarlatine, variole, varicelle.

*Fièvres paludéennes* ou *marécagieuses :* produites par les émanations ou miasmes que laissent dégager les eaux stagnantes et croupissantes. On les observe dans les pays chauds où elles revêtent un caractère exceptionnel de gravité.

8° Désignation des divers degrés de fièvre :

| | |
|---|---|
| Fièvre moyenne...................... | 38°. |
| —      forte ...................... | 38° à 39°. |
| —      très forte...................... | 39° à 40°. |
| —      élevée ...................... | 40°. |
| —      très élevée...................... | 40°,5. |

VARIÉTÉ DU POULS. — Le pouls *accéléré* d'une manière permanente est un indice de fièvre quand surtout se joint la sécheresse et la chaleur de la peau.

Le pouls *lent* suppose l'épuisement des forces, l'appauvrissement du sang.

Le pouls *dur* indique un état de tension, d'irritabilité, d'inflammation.

Le pouls *plein*, *grand*, annonce surabondance de sang.

Le pouls *intermittent*, *irrégulier*, s'arrêtant à intervalles inégaux est signe d'affections nerveuses et cardiaques.

Le pouls *redoublé* donnant deux battements rapides est un des symptômes de la fièvre typhoïde.

En général, on s'accorde à dire que dans le premier âge de la vie le pouls donne 120 à 130 pulsations par minute; 100 vers 2 ou 3 ans; 90 à 7 ans; 80 dans l'adolescence; 75 dans l'âge adulte; 60 à 50 chez les vieillards.

---

## QUESTIONNAIRE

---

1° Qu'est-ce que la fièvre?

2° A quel signe reconnaît-on la fièvre?

3° Les signes de fièvre sont-ils les mêmes à tous les âges de la vie? Indiquez les différents caractères qu'ils revêtent à ces différents âges.

4° Indiquez les trois caractères principaux de la fièvre?

5° Donnez quelques détails sur la fréquence du pouls? Indiquez le nombre de pulsations normales dans la maladie et dans la santé aux trois âges de la vie?

6° Comment et où compte-t-on les pulsations? Indiquez les différentes allures que prend le pouls dans la maladie?

7° Donnez la nomenclature et quelques détails sur les variétés des fièvres?

8° Indiquez le nombre de degrés enregistrés dans l'intensité de la fièvre?

9° A l'aide de quel instrument relève-t-on la fièvre?

10° Donnez quelques détails sur la signification des différentes allures du pouls dans les maladies ?

---×---

## VINGT ET UNIÈME LEÇON

### Contagion. — Maladies contagieuses.

La contagion est le passage du microbe ou parasite, cause du mal, de l'individu malade à l'individu sain.

On peut donc diviser les maladies contagieuses en deux catégories : 1° les maladies contagieuses à microbes (parasitaires microbiennes); 2° les maladies contagieuses non à microbes (parasitaires non microbiennes);

Les maladies dites contagieuses sont causées par des parasites spéciaux, des microbes qui, passant par une voie directe, ou indirecte de l'individu malade à l'individu sain sont les agents de la contagion.

Les trois voies par lesquelles le germe de la maladie contagieuse s'introduit dans notre corps, sont :

1° Les voies digestives;

2° Les voies respiratoires;

3° Une solution de continuité de la surface cutanée ou muqueuse, c'est ce qu'on appelle l'inoculation accidentelle.

Si le microbe, agent de la contagion pénètre dans notre organisme par les voies respiratoires, c'est qu'il était contenu dans l'air; s'il pénètre par les voies digestives, c'est qu'il était mêlé à nos aliments et surtout à notre eau de boisson.

## Maladies contagieuses principales

### *Voies de la contagion pour chacune d'elles :*

Choléra asiatique. — Le choléra asiatique n'est pas une maladie de nos pays, il ne sévit en Europe que passagèrement, par grandes épidémies qui, après une courte existence et des ravages terribles, s'éteignent pour une longue période.

Le choléra n'existe à l'état permanent que dans les pays orientaux et spécialement l'Inde anglaise. C'est d'Orient qu'il nous est apporté en Europe par les bâtiments qui touchent aux ports infectés, y embarquent des passagers déjà malades du choléra ou qui ne tardent pas à le devenir; une fois à bord, la maladie se répand alors sur le navire, et lorsque celui-ci touche au port européen, il y sème le choléra qui se disperse dans toutes les contrées voisines.

Il existe un système de protection contre les navires provenant du pays où règne le choléra, navires qui, à bon droit, doivent être tenus pour suspects et dangereux pour l'état sanitaire du pays où ils abordent.

Ce système est le système des quarantaines.

Le choléra asiatique est extrêmement contagieux, et c'est de la connaissance du mécanisme de la contagion cholérique que découle la manière de se préserver des atteintes de la maladie. Le choléra asiatique a pour cause un parasite microscopique, un microbe découvert en 1883 par un savant allemand Koch. Ce microbe ne vit et ne se multiplie que dans l'intestin du malade.

La contagion du choléra s'effectue donc par le tube digestif. Un des symptômes qui ne manque pour ainsi dire jamais chez les malades atteints du choléra, c'est la diarrhée; or, la diarrhée n'est que l'expulsion au dehors des matières contenues dans l'intestin; et puisque le microbe qui cause le choléra habite l'intestin, on conçoit que la diarrhée du cholérique renferme une quantité innombrable de microbes dangereux.

La diarrhée du cholérique se répand inévitablement sur les linges qui sont en contact avec lui.

Les personnes qui soignent le malade touchent le plus souvent sans aucune précaution ces dangereux objets, souillant leurs doigts, c'est-à-dire en d'autres termes, chargent leurs doigts des microbes du choléra.

Mais il est un moyen de propagation du choléra beaucoup plus terrible encore parce qu'il peut semer la maladie dans toute une population. Souvent, les déjections du malade sont projetées directement ou indirectement dans un cours d'eau voisin de l'habitation.

Plus souvent encore le linge souillé est lavé dans ce cours d'eau; ces deux pratiques équivalent en somme à déverser une quantité innombrable de microbes cholériques dans ledit cours d'eau. Or, les microbes du choléra vivent fort bien dans l'eau, ce séjour leur est des plus favorable. Si l'eau ainsi peuplée de microbes cholériques vient à être bue par un groupe de personnes, par les habitants d'un village, d'une commune, d'une ville, il est bien simple de concevoir que chaque verre de cette eau introduira dans le tube digestif des individus qui la boiront une grande quantité de microbes du choléra, et si tous ne meurent pas, beaucoup du moins seront frappés plus ou moins gravement. On exprime ces faits en disant que l'eau de boisson, l'eau potable est un des véhicules préférés du choléra, que l'on gagne surtout le choléra par l'eau. Ainsi donc le choléra est une maladie contagieuse que l'individu sain gagne au contact du cholérique en touchant aux linges que ses évacuations ont souillés ; mais on peut aussi gagner le choléra sans avoir approché un seul malade, et on le prend soit en lavant le linge des malades, soit beaucoup plus souvent en buvant de l'eau qui a été souillée, envahie par les microbes du choléra.

Fièvre typhoïde. — La fièvre typhoïde est contagieuse, et le mécanisme de la contagion, c'est-à-dire de la transmission de l'individu malade à l'individu sain, a les plus étroites analogies avec le mécanisme de la contagion du choléra.

Ce qui est dangereux chez le malade atteint de fièvre typhoïde ce sont, comme chez les cholériques, les matières fécales, les selles.

Le microbe qui cause la fièvre typhoïde habite de préférence l'intestin du malade, et il en sort pendant toute la durée de la maladie avec les évacuations du typhoïdique; c'est le bacille d'Eberth.

L'individu sain prend la fièvre en introduisant dans son tube digestif le microbe qui cause cette maladie. Comme pour le choléra, la contagion de la fièvre typhoïde se fait donc par le tube digestif.

On gagne la fièvre typhoïde en soignant sans précautions un malade, en souillant ses mains au contact des matières fécales qui imprègnent les linges, les draps, etc., et en portant les mains ainsi souillées et non rigoureusement lavées, à la bouche ou sur des matières alimentaires. Ici, comme pour le choléra, l'eau joue un rôle prépondérant.

### FIÈVRES ÉRUPTIVES

*Variole. — Rougeole. — Scarlatine.*

Variole. — La variole est une fièvre éruptive, caractérisée par l'apparition successive sur toutes les parties du corps (après deux ou quatre jours d'incubation marqués par la fièvre, un violent mal de reins, un grand mal de tête et de vomissements), de boutons ombiliqués qui, d'abord pleins, ne tardent pas à s'emplir d'un liquide qui se concrète, se dessèche et forme croûte. En général, c'est surtout à la figure que l'éruption est le plus marquée. Les croûtes tombent, laissant à leur place une cicatrice indélébile qui, sur la face, marque le malade pour toute la vie.

La variole est une affection grave qui tue souvent et défigure plus ou moins ceux qui échappent à la mort. Nous possédons dans la pratique des vaccinations et *revaccinations* un moyen presque infaillible de nous garantir de cette terrible affection.

La variole est très contagieuse, elle se transmet facilement d'un varioleux à un individu sain (non préservé par le vaccin). Un premier mode de contagion de la variole c'est le contact direct du malade. Un varioleux est dangereux pendant toute la durée de son affection.

Il est dangereux encore, et surtout quand il est en convalescence, mais porte encore des croûtes de variole; il est dangereux tout le temps qu'il porte ces croûtes. Le varioleux peut donc transmettre la maladie pendant une période de temps des plus longues : car du début de la maladie, de l'apparition des premiers boutons à la disparition, à la chute de toutes les croûtes, on peut compter six semaines environ.

Ce sont ces croûtes provenant de la dessication des boutons de variole qui constituent tout le danger. Ces croûtes contiennent le germe de la variole et en tombant le sèment tout autour du malade dans l'air de sa chambre, sur ses linges, draps, etc., et ainsi le mal se transmet aux personnes qui vivent en contact avec le malade. C'est là le mode de contagion directe de la variole.

Il est tout aussi facile de comprendre d'une façon générale comment on peut gagner la variole, sans avoir approché un varioleux, c'est-à-dire par *contagion indirecte*.

Les croûtes des boutons du varioleux se sont répandues, disséminées sur ses draps, ses linges, ses vêtements, et ont fixé le germe de la maladie sur ces objets. Si une personne reçoit ces linges, ces draps, etc., les manie, on comprend qu'elle soit en contact direct avec le germe du mal, qu'elle s'y expose tout autant que si elle avait approché le varioleux. On conçoit aussi comment un individu qui a approché un varioleux et qui lui-même n'aura pas subi la variole à la suite de ce contact, soit qu'il ait été vacciné, soit qu'il ait eu la variole antérieurement (car une première atteinte met à l'abri d'une seconde), pourra transporter au dehors ce germe chez d'autres personnes et déterminer aussi chez elles la maladie. L'individu aura servi d'intermédiaire entre le varioleux et ces personnes, qui gagnent ainsi la variole sans avoir approché le malade, par une contagion indirecte qui s'explique facilement. Nous devons admettre aussi que l'air peut disséminer le germe de la variole autour de l'habitation d'un varioleux, et donner la maladie aux voisins ; mais il est certain que cette puissance de dissémination est faible et ne s'étend pas au delà d'un court rayon autour de l'habitation.

La Rougeole. — Chacun connaît plus ou moins cette maladie, car il est dans nos pays peu de personnes qui y échappent et c'est pendant l'enfance, dans la majorité des cas, que nous lui payons tous tribut.

La rougeole est très contagieuse et cela de deux façons : par contagion *directe* et par contagion *indirecte*. Il y a dans la rougeole deux périodes bien distinctes : dans la première, qui dure quatre ou cinq jours, le malade n'a pas encore l'éruption, les taches de la rougeole; ses yeux pleurent fortement, il éternue, il tousse, il a de la fièvre; la seconde période est celle de l'éruption caractérisée par de petites taches rouges sur la peau.

On serait tenté de dire que le malade n'est contagieux que lorsque l'éruption a paru : il n'en est rien; dans la première période, celle où le malade larmoie, tousse, éternue, il est tout aussi dangereux. Il peut donner la rougeole à ceux qui l'approchent dans la première aussi bien que dans la seconde période.

La rougeole est souvent si peu grave que le malade ne s'alite que lorsque l'éruption fait reconnaître la maladie; pendant la première période, il sort, va et vient, et c'est ainsi qu'il sème l'affection autour de lui.

Ainsi donc, la rougeole est dangereuse du début de la maladie à la fin de l'éruption, au delà, pendant la convalescence, tout danger disparaît.

On est très fondé à admettre que le germe de la rougeole est contenu dans le larmoiement, les crachats et le mucus nasal, qui se produisent abondamment à la première période de la maladie. On est fondé aussi à dire que les fines écailles qui terminent la maladie, contiennent le germe de l'affection. Ces fines écailles se disséminent partout autour du malade, dans l'air de la chambre qu'il habite, sur ses draps, ses linges, ses effets; il en est de même des crachats, du mucus nasal desséché et réduit en fine poussière : c'est la contagion *directe*.

Quant à la contagion *indirecte*, elle est facile à saisir et analogue à ce qui a lieu dans la variole. Le germe de la rougeole est transporté au dehors de l'endroit où séjourne le malade, avec les draps, les linges, les effets qui lui appartiennent et qui se sont imprégnés des germes rougeoleux.

SCARLATINE. — La scarlatine se caractérise par une éruption qui couvre toute la surface de la peau d'une rougeur pourpre intense. L'éruption terminée, l'épiderme du malade tombe sous forme d'écailles qui, aux mains et aux pieds forment de grands lambeaux.

Cette desquamation se prolonge plusieurs semaines après l'éruption, pendant la convalescence du malade. Une première atteinte de scarlatine préserve, dans la majorité des cas, d'une atteinte ultérieure.

Cette maladie est très contagieuse, elle peut, comme la rougeole et la variole, être gagnée soit au contact du scarlatineux par contagion *directe*, soit en dehors de tout contact avec lui, par contagion *indirecte*.

Le scarlatineux est très longtemps dangereux : il l'est pendant sa maladie qui évolue rapidement, il l'est pendant sa longue convalescence, il l'est tout le temps qu'il garde encore sur le corps, et principalement aux pieds et aux mains ces grands lambeaux de desquamation qui se montrent après l'éruption. Le scarlatineux est dangereux pendant une période d'environ six semaines.

C'est dans ces écailles épidermiques que semble résider le germe de la scarlatine, c'est dans ces écailles répandues sur les linges, les draps, les effets, et disséminées dans l'air de la chambre du malade que se fait la contagion *directe*, et aussi le transport du germe scarlatineux à des personnes qui entrent en contact, soit avec les effets du scarlatineux, soit avec des individus qui, ayant séjourné auprès du malade, véhiculent le germe de la maladie au dehors. La contagion *indirecte* de la scarlatine se fait donc comme celle de la variole et de la rougeole.

TUBERCULOSE. — PHTISIE PULMONAIRE. — La tuberculose est une maladie généralisée à la plupart des êtres vivants.

Elle est une des causes les plus ordinaires de la maladie chez l'homme, elle atteint la plupart des espèces animales, et parmi celles-ci, c'est surtout l'espèce bovine qui lui paye tribut.

C'est surtout l'appareil respiratoire que la tuberculose frappe chez l'homme, et un mot vulgaire bien répandu, désigne sous le nom de *poitrinaires* les personnes dont le poumon est attaqué par les tubercules. L'expression scientifique employée pour désigner la tuberculose pulmonaire est *phtisie pulmonaire*. Phtisie veut dire consomption, et c'est, en effet, là le trait distinctif de la maladie. L'individu atteint par la phtisie pulmonaire pâlit, perd ses forces, maigrit d'une façon progressive, qui peut aller jusqu'aux dernières limites de l'émaciation de la consomption.

En même temps, il tousse et crache abondamment et d'autant plus que l'affection fait plus de progrès. La tuberculose pulmonaire est contagieuse, c'est là un fait indiscutable. En approchant un tuberculeux, en vivant près de lui, dans son intimité, on a grande chance de contracter soi-même cette redoutable affection. Rien n'est plus fréquent que le fait de la tuberculose transmise ainsi : car c'est dans cette vie commune de tous les jours, de tous les instants, que les chances de contagion sont les plus grandes.

La tuberculose est produite par un parasite microscopique, un microbe spécial bien connu aujourd'hui, et dont la découverte est due à un célèbre savant allemand, le docteur Koch, celui-là même qui nous a fait connaître le microbe du choléra.

Lorsque le microbe de la tuberculose attaque le poumon humain, il en ulcère et détruit le tissu, et les fragments ainsi détruits sont expulsés au dehors pendant la toux, avec les crachats. Les crachats renferment, en outre, et c'est là un fait capital, une grande quantité des microbes de la tuberculose.

Les crachats sont jetés à terre, sur des linges, ils se dessèchent bientôt, forment des poussières et ces poussières remplissent l'air et y dispersent les innombrables microbes de la tuberculose.

En respirant l'air auprès d'un individu atteint de phtisie pulmonaire, nous faisons donc pénétrer dans nos poumons, à notre tour, les microbes de la tuberculose qui sont répandus en abondance dans cet air, et nous nous exposons nous-mêmes à la phtisie pulmonaire.

Tel est le mode simple et ordinaire de la contagion de la phtisie pulmonaire. Assurément bien des individus qui contractent cette redoutable affection ne vivent pas dans l'intimité d'un tuberculeux, mais il ne faut pas oublier que cette catégorie de malades est extrêmement nombreuse, qu'ils vont, viennent, vaquent à leurs affaires, même à une période avancée du mal, et que, dans tous les endroits publics, dans les voitures, etc., nous nous trouvons en contact avec des tuberculeux, qui sèment partout autour d'eux le microbe, cause de leur affection, en sorte qu'à peu près partout, nous sommes en contact avec ce dangereux parasite. Fort heureusement, il ne suffit pas d'être exposé à la contagion pour prendre la maladie; sans cela personne n'échapperait à la tuberculose pulmonaire. Il faut en outre un ensemble de circonstances spéciales, dites *prédisposition*, mais il n'en est pas moins vrai que le danger de la contagion est très grand, et ce qui le prouve, c'est que la tuberculose pulmonaire est la maladie qui fournit partout le plus fort contingent de mortalité.

DIPHTÉRIE. — La diphtérie est une affection qui attaque surtout l'enfance, bien que les adultes ne soient pas, il s'en faut, à l'abri de ses atteintes. Elle se traduit par deux manifestations l'une et l'autre tristement connues de tout le monde, en raison de leur gravité et des ravages qu'elles font parmi les populations infantiles. L'une de ces manifestations est l'angine diphtérique, désignée sous le nom d'angine *couenneuse;* l'autre est le croup. Le croup siège dans le larynx, c'est-à-dire en cette partie de l'arbre aérien qui se rétrécit pour loger les organes de la phonation. La diphtérie se traduit par la formation des couennes, de membranes de couleur blanchâtre, qui tapissent la gorge dans l'angine couenneuse et le larynx dans le croup.

La diphtérie est très contagieuse, quelle que soit la forme sous laquelle elle atteigne le malade, angine couenneuse ou croup.

Le séjour auprès d'un malade atteint de diphtérie est dangereux : rarement, quand la diphtérie entre dans une famille, elle y atteint un seul membre; ordinairement le premier pris donne la maladie aux autres et aussi aux personnes qui le soignent.

On peut aussi gagner la diphtérie sans avoir approché le malade, mais en manipulant des objets qui lui ont appartenu, qui ont été salis par ses crachats ou les produits de sa toux, etc.; la contagion *indirecte* existe pour la diphtérie comme la contagion *directe*. Le germe de la diphtérie est des plus résistants; il paraît se fixer sur les murs, le sol, le plafond, le mobilier de la pièce qui a été habitée par un diphtérique, et là, ce germe reste inerte pendant longtemps attendant une occasion favorable pour faire de nouvelles victimes.

---

## QUESTIONNAIRE

1° Qu'est-ce que la contagion?
2° Quelles sont les voies de la contagion?
3° Quelles sont les principales maladies contagieuses?
4° Quelles sont les voies de la contagion pour chacune d'elles?
5° Quelle est la cause des maladies contagieuses?

## VINGT-DEUXIÈME LEÇON

### Désinfection.

La manière de détruire les microbes s'appelle la désinfection.

Il importe de pratiquer la désinfection dès qu'une personne est atteinte d'une maladie contagieuse, car cette maladie peut provoquer l'éclosion d'une épidémie, si elle éclate dans un milieu où vivent des individus prédisposés et où certaines conditions sociales et matérielles favorables au développement des microbes se trouvent réalisés.

Désinfectants. — Les désinfectants sont des agents qui ont pour propriété essentielle de détruire les microbes et de faire disparaître tout le danger inhérent pour l'homme à ces malfaisants parasites.

Les désinfectants peuvent être classés en désinfectants chimiques et désinfectants physiques.

*Désinfectants chimiques.* — Les désinfectants sont ou gazeux ou liquides (solutions désinfectantes).

Les désinfectants chimiques gazeux ou liquides sont des plus nombreux.

Tous n'ont pas une égale valeur; nous ne retiendrons que ceux qui ont fait leurs preuves : parmi les désinfectants gazeux, nous citerons seulement l'acide sulfureux; parmi les solutions désinfectantes, nous citerons les solutions de bichlorure de mercure, de sulfate de cuivre, d'acide phénique et le lait de chaux.

*Désinfectants physiques.* — Cette catégorie d'agents désinfectants ne comprend que la chaleur sous ses formes diverses : feu, chaleur sèche, chaleur humide. Nous allons indiquer rapidement le rôle des divers désinfectants, en esquisser la pratique générale et en marquer la valeur relative.

*Acide sulfureux.* — On obtient le dégagement de cet acide en brûlant de la fleur de soufre. On réunit dans une pièce tous les objets à désinfecter, on bouche soigneusement les ouvertures de cette pièce, on y met une cuvette de sable, dans laquelle on dépose une quantité de fleur de soufre qui ne doit pas être moindre de 30 gr. par mètre cube d'espace à désinfecter, on verse sur la fleur de soufre un peu d'alcool qu'on enflamme et on se retire en fermant soigneusement la pièce. Au bout de six heures on rouvre.

*Solutions désinfectantes.* — Les solutions sont au titre suivant : 1° solution de bichlorure de mercure à 1 %; 2° solution de sulfate de cuivre à 5 %; 3° solution d'acide phénique à 5 %. La valeur de ces solutions désinfectantes est loin d'être égale. La meilleure est la solution de sublimé, la moins bonne, la solution d'acide phénique.

Le sulfate de cuivre désinfectera fort bien les selles des malades, les crachats, les mains; il faut éviter de s'en servir pour le linge qu'il peut détériorer.

CHALEUR. — La désinfection idéale est la désinfection par le feu, mais ce procédé ne peut être mis en usage que pour les objets sans valeur, dans la plupart des cas il est impraticable. Le moyen idéal, parfait, qui donne toute sécurité, qui anéantit tout microbe, c'est l'exposition des objets à la vapeur humide, sous pression à 120° durant 20 minutes.

APPLICATION PRATIQUE DE LA DÉSINFECTION. — Entrons maintenant dans le détail et énumérons les diverses façons de désinfecter les objets usuels. Nous connaissons les désinfectants, nous allons exposer la conduite à tenir suivant les cas et suivant les moyens dont on dispose. Envisageons d'abord quelle est la catégorie d'objets dont la désinfection s'impose dans les cas ordinaires.

Les objets qui peuvent recevoir les microbes, agents de la contagion, sont très divers : ce sont les linges de corps, les objets de literie, vêtements, tapis, parquets, murs, etc. Tous les objets souillés qui ont servi de réceptacle aux microbes devront être désinfectés, mais ce n'est pas tout encore : un point capital sera d'anéantir le microbe dans les diverses déjections du malade, déjections par le moyen desquelles il est déversé au dehors et devient ainsi agent de la contagion.

Nous allons donc ranger les matières à désinfecter dans les quatre suivantes :

1° Vêtements;

2° Linges de corps, draps et objets de literie;

3° Mobilier, parquet ou sol de la pièce, murs;

4° Enfin toute la série des déjections dangereuses rendues par le malade.

1° *Vêtements.* — De préférence, faire désinfecter à l'étuve à vapeur humide sous pression; seuls, les chaussures et objets en cuir ne supportent pas cette désinfection. A défaut de l'étuve, plonger les vêtements dans l'eau bouillante et les y maintenir une heure.

A défaut encore de ces deux moyens, soumettre aux fumigations sulfureuses; pour les objets en cuir, ces fumigations sont à peu près le seul moyen à employer. Les vêtements doivent être désinfectés sans tarder, dès que le malade les quitte pour s'aliter.

2° *Linges de corps, objets de literie.* — La désinfection à l'étuve doit être préférée pour tous ces objets. A défaut, plonger les linges, draps, les toiles à matelas dans l'eau bouillante pendant une heure. Pour les matelas, lits de plume, édredons, à défaut d'étuve, désinfecter à l'acide sulfureux.

Les linges de corps doivent être désinfectés au fur et à mesure qu'ils sont salis et hors d'usage, ils ne doivent jamais être livrés au blanchissage qu'après désinfection préalable. Les matelas, oreillers, édredons, sont désinfectés après la maladie.

3° *Le mobilier.* — Le mobilier de la pièce où séjourne le malade sera rigoureusement lavé à grande eau et ensuite avec la solution de sublimé. Il en sera de même du parquet ou du sol et des murs de cette chambre.

4° Les selles des malades seront désinfectées aussitôt après l'évacuation avec la solution forte de sulfate de cuivre. A cet effet, on verse dans le fond du vase qui doit les recevoir, une certaine quantité de ladite solution. Les crachats des phtisiques seront reçus dans un crachoir renfermant une solution désinfectante.

Celui qui soigne les malades doit prendre des précautions s'il ne veut pas se contagionner lui-même ou devenir un agent de transport des germes contagieux. Une des précautions les plus importantes est la propreté des mains qui devront toujours être *désinfectées* par un passage dans la solution de sublimé et ensuite très soigneusement lavées.

---

## QUESTIONNAIRE

1° Qu'est-ce que la désinfection?
2° Que sont les désinfectants?
3° Quels sont les désinfectants physiques?
4° Quelles sont les applications pratiques de la désinfection?

# VINGT-TROISIÈME LEÇON

## Prophylaxie des maladies contagieuses.

Nous connaissons maintenant les diverses maladies contagieuses, leurs agents; nous savons les principales voies de la contagion pour chacun; nous savons où saisir l'agent contagieux et nous savons enfin quels moyens sont à notre disposition pour détruire ces agents contagieux. Possédant toutes ces données pratiques, nous sommes en mesure de faire face à la maladie, de l'éviter, de nous préserver nous et les autres; nous sommes en mesure de faire la prophylaxie de chacune des maladies contagieuses (ainsi s'appelle la manière de se préserver et de préserver les autres des maladies contagieuses). Intervertissant l'ordre adopté jusqu'ici, nous commencerons par la fièvre typhoïde, en raison de sa fréquence et de l'intérêt qu'il y a à savoir la combattre.

Prophylaxie de la Fièvre typhoïde. — L'agent de la contagion de la fièvre typhoïde est contenu dans les garde-robes.

Il faut désinfecter les garde-robes des typhoïdiques par les moyens indiqués. Les garde-robes souillent les vêtements, les draps, les linges du corps qui touchent le malade; elles sèment sur ces objets l'agent contagieux, *il faut l'y détruire* en les *désinfectant*.

Le microbe de la fièvre typhoïde entre dans notre organe par la voie digestive en suivant deux voies principales :

1° *Avec nos aliments*. — Ces aliments ont été touchés par les mains des personnes qui soignent le malade. Ces mains souillées au contact des linges sales n'étaient pas rigoureusement lavées, elles ont déposé le germe de la fièvre typhoïde sur les aliments, qui seront consommés ensuite et porteront ainsi le germe dans le tube digestif, ou bien encore (autre mode peu différent) les doigts souillés sont portés à la bouche.

Dans le premier cas (souillure des aliments), la personne dont les mains ont porté le germe sur les aliments, peut se donner la fièvre typhoïde à ellemême ou la donner à ceux qui consommeront avec elle les aliments touchés par des mains non rigoureusement lavées. Dans le second cas (doigts non lavés portés à la bouche), c'est la garde-malade qui se contagionne elle-même.

2° *Avec l'eau potable*. — L'eau potable est le véhicule ordinaire de la fièvre typhoïde. C'est elle, nous l'avons dit, qui dissémine rapidement une épidémie. En *temps d'épidémie typhoïde, faire bouillir l'eau potable quelle qu'en soit la provenance.* En *tout temps, faire bouillir toutes les eaux qui ne sont pas de source, qui ne sont pas à l'abri de tout soupçon.*

Prophylaxie du Choléra asiatique. — Les voies de la contagion du choléra asiatique sont absolument semblables à celles de la fièvre typhoïde, les mesures prophylactiques sont donc dans le choléra mot pour mot ce qu'elles sont dans la fièvre typhoïde.

Désinfection des garde-robes et des vomissements qui contiennent le germe du choléra.

Désinfection des vêtements, linges, etc., souillés par les déjections du malade et ses vomissements. Lavage rigoureux des mains pour les personnes qui approchent et soignent le malade.

Ebullition de toute eau potable en temps d'épidémie cholérique.

Prophylaxie de la Variole. — Il n'y a qu'un moyen, mais il est sûr et presque infaillible, de se mettre à l'abri de la variole, c'est la vaccination dans les premiers temps de la vie, et par la suite des revaccinations à des époques convenables. La vaccine a été découverte en 1796 par le médecin anglais Jenner.

Il démontra que l'inoculation à l'homme du liquide provenant des boutons du cow-pox (bouton à forme particulière siégeant sur le pis de la vache) donne une éruption locale, se limitant à l'endroit inoculé, éruption qui confère à celui qui a subi cette inoculation, l'immunité contre la variole. Le liquide préservateur de la variole s'appelle le *vaccin*, l'inoculation de ce liquide au bras de l'homme est la *vaccination*, l'éruption qui suit cette inoculation est la vaccine et les boutons de cette éruption sont dits : boutons vaccinaux.

La vaccination est absolument efficace, mais l'expérience nous apprend qu'elle ne met le vacciné à l'abri que pour un certain temps et non pour la vie.

Pour garder son immunité contre la variole, *il faut non seulement avoir été vacciné, mais encore il faut se faire revacciner,* en d'autres termes, il est certain que la vaccination ne garde sa puissance *préservatrice* sur l'individu que pendant un temps limité et variable, dix ans environ en moyenne; au delà de ce temps, il faut pour se garder de la variole, acquérir une nouvelle immunité en subissant la revaccination. On conseille généralement d'agir de la façon suivante :

1° Première vaccination dans les premiers temps de la vie. Généralement, cette opération ne se pratique que dans le deuxième mois qui suit la naissance. Ce qu'il faut bien savoir, c'est qu'on peut vacciner l'enfant sans inconvénients dès les premiers jours, dès les premières heures de la vie, et qu'en temps d'épidémie variolique cette vaccination hâtive, sans aucun danger, s'impose absolument.

2° Une première revaccination de 11 à 12 ans.

3° Une deuxième revaccination de 20 à 25 ans.

4° Une troisième revaccination de 35 à 45 ans serait encore utile.

Ce que nous savons encore de la variole, c'est que le malade est contagieux tant qu'il a des boutons et des croûtes, et que les croûtes se répandent autour de lui, sur tout ce qui le touche, sur tous les objets, sur le sol et le mobilier de la chambre. Nous savons aussi qu'on peut, après avoir approché les varioleux, transporter le germe au dehors à d'autres personnes sans être atteint soi-même.

*On désinfectera donc les vêtements du malade. On désinfectera au fur et à mesure tous les objets qui l'entourent, qui se souillent à son contact. On désinfectera souvent le sol de la chambre qu'il habite, les murs et le mobilier de cette chambre. La maladie terminée, désinfection des matelas et autres objets de literie, lavage et désinfection complète des murs et du mobilier de la chambre.*

ISOLEMENT. — Voir cours déjà fait à ce sujet.

I. — Dès que la variole se déclare dans une famille, faire vacciner ou revacciner immédiatement tous les membres de la famille.

II. — Ne laisser approcher du malade que ceux qui sont nécessaires pour lui donner des soins, et éloigner tous les autres parents, amis ou visiteurs.

PROPHYLAXIE DE LA ROUGEOLE. — Si bénigne que soit la rougeole, elle n'est pas cependant sans danger; les personnes qui ont des enfants devront avec grand soin *leur défendre d'approcher des rougeoleux*, et devront *éviter absolument elles-mêmes* toute visite à des rougeoleux.

D'une façon générale, le mode de la contagion de la rougeole ayant des analogies avec celui de la variole, on peut dire que les mêmes mesures prophylaxiques sont à conseiller.

PROPHYLAXIE DE LA SCARLATINE. — Nous n'avons rien d'autre à dire de la scarlatine que ce que nous venons de dire de la rougeole et pour les mêmes raisons.

PROPHYLAXIE DE LA TUBERCULOSE. — La tuberculose est de beaucoup la maladie la plus répandue. Le nombre de décès par la tuberculose est énorme. L'agent de contagion tuberculeux est renfermé dans les crachats que le malade sème partout autour de lui sans précautions. Il faut lui imposer de cracher dans un linge ou dans un crachoir. Le crachoir contenant les crachats sera plongé et laissé dans l'eau bouillante pendant une demi-heure; les linges qui auront reçu les crachats seront désinfectés sans tarder. Telle est la mesure capitale, qui, si elle était bien observée, sauverait de la tuberculose beaucoup de gens que leur vie sans précaution auprès des tuberculeux expose sans défense à la contagion de cette redoutable maladie.

Prophylaxie de la Diphtérie. — Qu'elle soit l'angine ou le croup, cette redoutable maladie est très contagieuse. Les linges souillés par les crachats, le produit de la toux du malade, deviennent des réceptacles du germe de la diphtérie.

*Désinfectons ces linges rigoureusement et immédiatement.*

Sachons enfin que le germe de la diphtérie se répand dans la chambre habitée par un diphtérique sur tous les objets et qu'il y vit, tenace, résistant, prêt à faire d'autres victimes quand celles-ci se présenteront.

La maladie terminée, avant d'admettre dans le logis d'autres personnes; il faut désinfecter soigneusement tout ce que contient la chambre du malade, *parquet, mobilier, murs, lit et literie.*

---

## QUESTIONNAIRE

1° Qu'entend-on par la prophylaxie d'une maladie contagieuse?
2° Quelle est la prophylaxie du choléra, de la fièvre typhoïde, variole, rougeole, diphtérie, tuberculose?

———×———

## VINGT-QUATRIÈME LEÇON

### Hygiène de la chambre.
### Mesures générales pour préserver la Société.

---

1° La chambre d'un malade devra, autant que possible, être exposée au midi ou au soleil levant, jamais au nord.

2° On la choisira vaste, le lit ne devra pas être placé dans une alcôve ou contre le mur, mais au milieu de la chambre.

3° *L'aération* a, dans l'hygiène des malades, une importance dont on se fait difficilement une juste idée. La crainte de l'air est certainement la maladie la plus répandue parce qu'on confond toujours air et courant d'air. Fuyez les courants d'air, mais prodiguez aux malades un air pur, souvent renouvelé et cela dans toutes les maladies. L'air est le premier de tous les médicaments et c'est à lui qu'il faut avant tout s'adresser pour réconforter les malades. L'aération n'apporte pas seulement un air plus riche en oxygène, mais elle est encore bienfaisante parce qu'elle balaye les germes des maladies, débarrasse la chambre d'une quantité de microbes et les empêche de se multiplier. Il est aujourd'hui démontré que moins il y a d'air plus les microbes se multiplient. Un des maîtres de la médecine militaire nous montrait cette conséquence que la vie sans air lorsqu'il disait que le moyen le plus sûr de faire naître la fièvre typhoïde était de rassembler un grand nombre de jeunes gens dans un établissement trop petit. Enfin en même temps qu'elle est un moyen de destruction dirigé contre nos ennemis, les infiniment petits, l'aération est pour nous un reconstituant de premier ordre : elle tonifie l'organisme et le met dans les meilleures conditions pour résister aux microbes.

*L'aération* est la condition essentielle d'une chambre de malade comme d'une salle d'ambulance ou d'hôpital.

Mais il est encore d'autres mesures d'assainissement que l'on doit observer.

4° *Propreté minutieuse :* Si l'aération purifie l'air, c'est à nous de nettoyer soigneusement les objets qui entourent le malade : parquet, meubles, literie, etc. Le balayage doit être fait dans des conditions particulières, sinon il a pour effet de répartir à peu près également les poussières accumulées à certains points; il déplace les germes qui n'ont que plus de facilité pour croître et pour se multiplier; c'est pour ainsi dire chasser les mouches dans une chambre close. Le balayage doit être humide.

5° Les parquets seront lavés avec du sublimé au 1/1000°; les cuvettes, les vases doivent être désinfectés avec une solution de chlorure de zinc, 20 grammes pour 1000, ou une solution de sulfate de cuivre, 5 grammes pour 1000.

Composition d'une chambre de malade :

6° La simplicité doit se rapprocher de la nudité. Les tapis, les rideaux doivent être rigoureusement supprimés. Ce sont autant de nids à microbes.

7° *Température :* Il faut avoir soin d'avoir un thermomètre et y maintenir la température de 16° à 18°.

Conclusion : *Aération, propreté, simplicité et chaleur modérée.*

MESURES GÉNÉRALES POUR PRÉSERVER LA SOCIÉTÉ. — Pour préserver la société il faut :

1° Pratiquer *l'isolement* des malades.

*Isoler* un malade c'est le priver de toute communication avec le monde extérieur.

2° Les infirmières qui sont sans cesse autour de malades contagieux sont bien plus exposées que qui que ce soit à propager la maladie, tant par les mains que par les vêtements; il faut donc prendre l'habitude de se passer plusieurs fois par jour les mains dans une solution antiseptique, sublimé, permanganate, bisulfite, alcool. Le faire pour soi et pour les autres avant de se mettre en relation avec le dehors, et se gargariser la bouche plusieurs fois par jour avec de l'eau boriquée ou une cuillerée à café de solution d'acide phénique, 5 pour 100 dans un litre d'eau.

3° L'infirmière doit toujours avoir un costume spécial : blouse et tablier.

Fait dans ces conditions, l'isolement est une pratique souverainement efficace; toutefois pour qu'il produise réellement ces effets il faut qu'il soit suffisamment prolongé et suivi de soins antiseptiques.

L'Académie de médecine a pris soin de fixer ces deux points : la durée de l'isolement sera comptée à partir du début de la maladie, elle sera de 40 jours pour :

> La scarlatine,
> La variole,
> La diphtérie.

De 25 jours pour :

> La varicelle,
> Les oreillons,
> La rougeole.

L'isolement cessera *seulement* lorsque le convalescent aura pris deux ou trois bains savonneux et aura été soumis à autant de frictions générales portant même sur la tête.

Rappelez-vous bien ces chiffres et ces recommandations qu'on néglige, qu'on oublie souvent dans la pratique ou sur lesquels on passe facilement parce que le malade a repris ses forces et tous les attributs de la santé. Sachez tenir vos malades en quarantaine; sous prétexte qu'ils n'ont plus rien, ne les laissez pas aller porter et semer partout le germe de la maladie. Les devoirs que le médecin avait vis-à-vis du malade se sont transformés en devoirs à l'égard des membres de la famille et de l'entourage; ils se résument dans ces mots : *ne pas nuire.*

---

## QUESTIONNAIRE

---

1° Quelle doit être l'exposition d'une chambre de malade?

2° Quelle doit être la place du lit?

3° Quelle est l'importance de l'aération?

4° Quelles précautions doit-on prendre pour balayer et essuyer?

5° Indiquez les solutions antiseptiques dont on peut se servir et leur titre?

6° Quelle est la composition du mobilier de la chambre?

7° Quelle température devra-t-on maintenir?

8° Comment s'y prend-on pour éviter la contagion et pratiquer l'isolement?

9° Quel est le temps d'isolement prescrit pour les différentes maladies?

10° Quelle est la responsabilité de l'infirmière et du malade lui-même vis-à-vis de la Société?

———×———

## VINGT-CINQUIÈME LEÇON

---

### Vaccination.

---

1° La vaccination est une petite opération qui consiste à introduire par une piqûre faite à la peau un virus appelé vaccin qui préserve de la variole.

La vaccination c'est donc l'inoculation du vaccin, c'est-à-dire de la sérosité empruntée originairement au pis des vaches atteintes de cow-pox, en anglais mot qui signifie : variole de vache, maladie contagieuse particulière aux vaches.

C'est à un médecin anglais, Jenner, que l'on doit la découverte de ce fait que le cow-pox, inoculé à l'homme, le préserve de la variole, terrible maladie qui décimait l'humanité dans les siècles passés.

La découverte de Jenner, accomplie le 14 mai 1796, ne fut connue véritablement qu'en 1798 et introduite en 1800 par Thouret et le duc de Larochefoucauld-Liancourt. Peu d'années après le bienfait se répandit en Europe, en Afrique, en Amérique, en Asie.

2° De temps immémorial, il était reconnu que ceux qui avaient eu la variole ne la reprenaient que rarement une seconde fois. On se faisait piquer avec le liquide des pustules d'une variole bénigne pour se procurer une maladie bénigne le plus souvent. Cette pratique générale en Europe au XVIII° siècle s'appelait la variolisation.

Ce n'est pas sur la variolisation que Jenner basa sa découverte, mais sur la remarque qu'il fit que dans son comté des individus occupés à traire les vaches ne fournissaient pas de pustules lorsqu'il leur inoculait la variole, tout comme ceux qui avaient eu déjà cette maladie.

Les paysans lui affirmaient qu'ils étaient préservés parce qu'ils avaient contracté sur les mains une éruption comme celle des trayons de leurs vaches, maladie appelée cow-pox.

Jenner comprit la portée du fait et son génie montra la vertu immunisante de la variole des vaches, du cow-pox.

Le 14 mai, en 1796, ayant observé sur les mains de la vachère Sarah Helmes des pustules de cow-pox, il recueillit de la sérosité à l'aide d'une lancette et l'inocula sur les bras à Janus Philips. Deux mois après, Jenner soumit cet enfant à l'inoculation de la variole et vit qu'il était réfractaire, qu'il avait l'immunité.

Deux grands faits ont traversé l'histoire de la vaccine : la double démonstration de la perte des propriétés immunisantes du vaccin au bout d'un certain temps et du danger de transmission de la tuberculose par les vaccinations de bras à bras.

Ces faits ont rendu les populations ignorantes sceptiques ou craintives à l'endroit de la vaccine, et, par suite, créé des obstacles à la diffusion de ce moyen inappréciable de préservation.

Le correctif à ces deux faits est tout trouvé, il consiste à accepter l'obligation de se faire revacciner tous les 5 ou 6 ans, et abandonner la vaccination Jennérienne primitive, la vaccination de bras à bras pour adopter définitivement la vaccination animale, la vaccination de l'animal à l'homme.

Chose intéressante, la sérosité vaccinale portée directement de l'animal à l'homme, de pis à bras comme on dit, est souvent inactive; la pulpe provenant du grattage des pustules est plus active. On la triture dans un mortier en l'incorporant à de la glycérine. C'est ce qu'on appelle la pulpe vaccinale glycérinée, qui est conservée dans des tubes de verre fermés ou entre des plaques de verre creuses lutées soigneusement avec de la cire à cacheter.

N'oubliez pas les noms de Viennois, Rollet, Chambon, de Constantin, Paul, qui ont contribué à l'adoption définitive de la vaccination animale aussi efficace qu'exempte de tout danger.

4° Avant d'exposer le manuel opératoire de la vaccination il est indispensable de formuler quelques principes :

1° Adopter la vaccine animale.

2° Vacciner les enfants entre six semaines et deux mois.

3° Vacciner en toute saison et non pas seulement en automne et au printemps.

4° En temps d'épidémie, la vaccine ne prédispose pas à la contagion. Il faut vacciner et revacciner sans retard, aussitôt qu'une épidémie éclate, les personnes non vaccinées.

5° La lymphe (liquide transparent et jaunâtre) des pustules ne vaccine pas mais donne la variole.

6° Une première revaccination de 11 à 12 ans.

7° Une deuxième revaccination de 20 à 25 ans.

8° Une troisième de 35 à 45 ans serait utile encore.

9° Les règles de l'antisepsie doivent être observées; elles consistent dans la stérilisation de la lancette, ou des vaccinostyles, dans le savonnage et l'asepsie de la région opératoire (alcool, éther) dans le pansement sec aseptique (compresses, coton hydrophile, bande).

Il suffit qu'un seul bouton se développe pour que le sujet soit préservé.

Après ces préliminaires, opérons.

Objets pour la Vaccination. — 1° Grande bouteille contenant de l'eau bouillie.

2° Boîte d'allumettes, lampe à alcool pour flamber la lancette ou les vaccinostyles.

3° Lancette ou vaccinostyles.

4° Cuvette avec tampons.

5° Flacons éther ou alcool pour faire l'asepsie.

6° Tubes de verre renfermant le vaccin.

7° Objets de pansements.

Choix de la région. — Le lieu d'élection est au bras, au-dessous du deltoïde (muscle qui s'attache à la partie externe du bord antérieur de la clavicule. Deltoïde veut dire forme triangulaire, muscle deltoïde : partie moyenne et externe de l'humérus).

Préparatifs. — Aseptiser la région, laver, flamber les instruments, ouvrir le récipient du vaccin (tubes ou plaques); si c'est un tube, on en casse les deux bouts effilés et l'on souffle par un bout de manière à faire tomber le vaccin dans un godet flambé. Si ce sont des plaques on en fait sauter la cire avec un couteau.

OPÉRATION. — Charger la lancette ou le vaccinostyle, la tenir comme on tient une plume à écrire; de la main gauche, saisir le bras du sujet de façon à tendre la peau et alors faire, soit :

L'inoculation par ponction (vaccination de bras à bras).

L'inoculation par scarification (vaccination animale).

L'inoculation par grattage (vaccination humaine et animale).

1° *Vaccination par ponction.* — On présente la pointe du vaccinostyle ou de la lancette presque parallèlement à la peau, on pique sans faire saigner, et l'on retire l'instrument en le retournant sur lui-même comme pour en essuyer le virus.

On fait sur chaque bras trois piqûres distantes de deux ou trois centimètres.

2° *Vaccination par scarification.* — Avec la pointe du vaccinostyle, on fait sur chaque bras, à la distance de trois ou quatre centimètres, 3 éraillures de 2 à 3 millimètres de longueur, entamant seulement l'épiderme et ne déterminant pas d'écoulement de sang. Le vaccin ne prend pas sur une plaie qui saigne.

Lorsque cela se produit, il faut comprimer avec une compresse aseptique et attendre que le sang soit bien arrêté pour déposer le vaccin sur les scarifications avec le vaccinostyle.

*Vaccination par grattage.* — Râcler avec le vaccinostyle, ou une lancette, ou un bistouri, en trois points sur chaque bras, un carré de peau de 3 à 4 millimètres de côté de façon à mettre à nu l'épiderme sans faire saigner; déposer la pulpe vaccinale sur ces surfaces grattées.

QUE FAIRE APRÈS L'INOCULATION? — Empêcher qu'on ne se rhabille avant que la dessiccation du vaccin ne soit constatée au niveau soit des piqûres, soit des scarifications, soit des grattages. Mettre un pansement sec stérilisé pour assurer le succès de l'inoculation en évitant l'essuyage du vaccin par les vêtements et aussi pour prévenir les inflammations cutanées résultant du frottement.

Ces précautions sont de rigueur.

ACCIDENTS CONSÉCUTIFS A LA VACCINATION. — Il faut mentionner parmi les accidents de la vaccination : 1° Ceux qui tiennent à l'altération du virus : phlegmon, lymphangite, érysipèle, septicémie ; 2° Ceux qui relèvent d'une prédisposition individuelle herpétique : eczéma, impetigo. Le vaccin doit être limpide, conservé, en un lieu frais, à l'abri de la lumière et dans des récipients bien fermés. Au bout de deux mois il a perdu sa virulence, qu'il soit à l'état sec ou à l'état humide.

Retenir que tout tube ou plaque de vaccin ouvert doit être utilisé dans la même journée.

Evolution de la Vaccine. — Après deux ou trois jours d'inoculation, une petite élevure rouge apparaît par points ou en lignes. Les points rouges ressemblent à des piqûres de puce. Le 5ᵉ jour la teinte rouge est circulaire et enveloppe le bourrelet du centre qui est plus saillant. Le 6ᵉ jour, le bourrelet augmente encore et il s'entoure d'une auréole argentée distendue par du liquide, tandis que le centre se déprime, s'ombilique de plus en plus. Le 7ᵉ jour, l'auréole inflammatoire s'étend et le tissu sous-cutané s'enflamme. Le 8ᵉ et le 9ᵉ jours la pustule atteint son maximum de développement et il peut alors se manifester non seulement une vive démangeaison, mais encore de la fièvre, de l'agitation et du malaise suivant la constitution du sujet. La dessiccation commence du 11ᵉ au 12ᵉ jour. L'auréole s'éteint et s'efface, la pustule se couvre d'une croûte jaune d'abord, puis brune, qui ne tombe que du 20ᵉ au 25ᵉ jour.

Les irrégularités d'évolution de la vaccine sous le rapport du temps et de l'intensité ne lui font pas perdre ses vertus immunisantes; mais si du 3ᵉ au 5ᵉ jour la pustule avorte par un bouton banal, on n'a qu'une fausse vaccine sans effet préservateur.

Voici quelques conseils : en hiver, on fera garder la chambre à partir du 5ᵉ jour jusqu'au 12ᵉ ou 13ᵉ jour. On mettra de la vaseline boriquée sur les pustules confluentes qui ont déterminé de l'érythème, de la lymphangite, de l'impétigo.

Méthode abortive contre les pustules de Variole ou de Vaccin. — Elle a pour but d'éviter les cicatrices vicieuses, en modérant le développement des pustules par divers moyens : ponction des pustules et leur cautérisation avec le nitrate d'argent; ponction avec un crayon pointu de nitrate d'argent; occlusion avec des bandelettes de Vigo, occlusion avec du collodion, onction avec de l'onguent napolitain, compresses imbibées de liqueur de Van Swieten.

---

## QUESTIONNAIRE

1° Qu'est-ce que la vaccination?
2° A qui doit-on la découverte de la vaccine?
3° Combien y a-t-il de variétés de vaccinations?

4° A quel âge peut-on être vacciné?
5° Indiquez les objets nécessaires pour la vaccination?
6° Indiquez les préparatifs avant la vaccination?
7° De combien de manières peut s'opérer la vaccination?
8° Que faire après l'inoculation?
9° Quels sont les accidents consécutifs à la vaccine?
10° Indiquez l'évolution de la vaccine?
11° Indiquez la méthode abortive contre les pustules de variole ou de vaccine?

————×————

## VINGT-SIXIÈME LEÇON

### Poison. — Signes d'empoisonnement.

Le poison est toute substance qui, ingérée par hasard ou volontairement ou mêlée aux aliments par une main criminelle, détermine dans le corps humain des troubles tels que la santé en soit détruite ou la vie complètement anéantie.

L'empoisonnement est l'effet produit par le poison.

SIGNES D'EMPOISONNEMENT. — La physionomie est profondément altérée; elle peint l'anxiété, l'angoisse, le teint est plombé, pâle, le front se couvre d'une sueur froide. La vue, l'ouïe s'obscurcissent, les yeux sont rouges et saillants, la pupille est quelquefois largement dilatée.

La gorge et l'estomac sont le siège de douleurs vives, d'une sensation de brûlure qui se traduit pour le ventre et l'intestin par des coliques violentes. L'haleine est fétide, accompagnée de hoquets, de nausées, de vomissements. Du côté de la poitrine, le malade respire difficilement, il éprouve une vive angoisse.

Le pouls est petit, serré, les membres inférieurs sont glacés. Les cris, le délire, la contraction générale des muscles, font leur apparition et précèdent la mort de bien peu d'instants.

TRAITEMENT DES EMPOISONNEMENTS. — RÈGLE GÉNÉRALE. — 1° Evacuation : vomitif; 2° Neutralisation : antidote; 3° Stimuler le malade.

1° *Vomitif*. — 10 centigrammes d'émétique dans un demi-verre d'eau que l'on administre en plusieurs fois (par cuillerée de 10 minutes en 10 minutes), ou 1 gr. 50 poudre d'ipéca dans un litre d'eau.

2° *Neutralisation*. — Eau albumineuse, 4 blancs d'œufs pour un litre d'eau, du lait. Magnésie calcinée : 2 cuillerées à bouche pour un demi-litre d'eau.

*Stimulants*. — Boissons chaudes et toniques.

Les empoisonnements par les acides sont combattus par les alcalins et réciproquement les alcalins par les acides.

## QUESTIONNAIRE

1° Qu'est-ce que le poison?
2° Indiquez les signes d'empoisonnement?
3° Indiquez le traitement à appliquer de suite en cas d'empoisonnement?
4° Que donnerez-vous comme vomitif en cas d'empoisonnement?
5° Que donnerez-vous comme neutralisation? Comme stimulant?

## VINGT-SEPTIÈME LEÇON

### Respiration artificielle et traction rythmée de la langue.

RESPIRATION ARTIFICIELLE. — 1° Pour ramener à la vie les malades dont les syncopes se prolongent, on a recours à deux méthodes destinées à réveiller les mouvements de la respiration. Ces méthodes sont la respiration artificielle et les tractions rythmées de la langue.

2° La respiration artificielle se pratique en faisant opérer au thorax des mouvements alternatifs de dilatation et de rétrécissement qui permettent à une certaine quantité d'air de pénétrer dans les poumons puis d'en être chassé. Le procédé le plus employé est celui de Sylvester. Il consiste à coucher le malade sur le dos, les épaules bien soulevées, la bouche ouverte, la langue bien dégagée, à saisir les bras à la hauteur des coudes, les appuyer fortement sur les parois de la poitrine, puis les écarter et les porter au-dessus de la tête en décrivant un arc de cercle et les ramener ensuite en leur position primitive en pressant sur les parois de la poitrine.

Ces mouvements doivent être répétés environ *20 fois* par minute jusqu'au rétablissement régulier de la respiration naturelle.

Tractions rythmées de la langue. — Elles constituent un procédé qui donne des résultats heureux après l'échec de la respiration artificielle. Ce procédé, dû à M. le docteur Laborde, consiste à opérer de fortes tractions réitérées, successives, suivies de relâchement sur la langue saisie soit avec la pince tire-langue, soit avec le pouce et l'index enveloppés d'un mouchoir.

Le rythme des tractions doit se rapprocher de celui de la respiration.

On s'aperçoit que le malade revient à lui quand la langue offre à la traction une *certaine résistance*, qu'il *exécute quelques mouvements de déglutition* et *qu'il fait une inspiration bruyante*, que M. Laborde appelle *hoquet inspiratoire*.

Les tractions doivent être continuées jusqu'au rétablissement complet et normal de la respiration. Elles durent environ 2 heures et quelquefois davantage; il ne faut pas se lasser de les faire.

---

## QUESTIONNAIRE

1° Indiquez les méthodes employées pour ramener les malades en syncopes?
2° Comment se pratique la respiration artificielle?
3° Comment se pratiquent les tractions rythmées de la langue? A qui devons-nous ce procédé?
4° Comment appelle-t-on le phénomène qui marque les premiers mouvements de déglutition et la reprise de la respiration?
5° Combien de temps doit durer la pratique des tractions rythmées de la langue?

---

## VINGT-HUITIÈME LEÇON

### Pharmacie. — Médicaments externes.

La pharmacie est une science complexe, qui utilise tout à la fois : la botanique, la chimie et la physique; on peut la définir l'art de *connaître, choisir, préparer* et *conserver* les médicaments.

Par médicament, on désigne toute substance quelle que soit son origine, qui est employée dans un but curatif.

Au point de vue de leur provenance, les médicaments peuvent être divisés en trois groupes suivant qu'ils sont d'origine *animale, végétale* ou *minérale.*

Ils sont *simples* ou *composés;* dans ce dernier cas, ils résultent du mélange de plusieurs substances en proportions définies.

D'une manière générale, on utilise les effets thérapeutiques des médicaments de deux façons; dans l'une on ne désire obtenir de la substance employée qu'un effet local, sans que cette substance pénètre dans l'économie : c'est la *médication externe.* Dans l'autre, au contraire, on veut que cette substance passe dans l'économie pour y déterminer des effets locaux ou généraux; c'est la *médication interne.* De là, ces deux grandes divisions des médicaments en *externes* et en *internes.*

Bains. — On donne le nom de bain à l'immersion plus ou moins prolongée soit du corps, soit d'une partie du corps dans l'eau, la vapeur d'eau, le sable marin chauffé, les eaux minérales.

Les bains sont généraux ou locaux.

Les bains généraux sont *simples* ou *médicamenteux.* On les prend *froids, tièdes* ou *chauds.*

1° Bains simples froids. — Ce sont ceux dont la température est au-dessous de 25°. Ils se prennent le plus souvent dans les rivières ou dans la mer : bains de mer. Ils sont dits *bains artificiels* quand on les prend dans une baignoire.

2° Bains tièdes peuvent être divisés en trois espèces : 1° *bains frais* dont la température doit être entre 25° à 30°; 2° *bains tièdes :* 30° à 35°; 3° *Bains chauds :* 35 à 38 degrés.

L'infirmière doit veiller à ce que la température de l'eau reste au même degré durant toute la durée du bain; elle doit s'assurer que les malades n'éprouvent aucune défaillance et ne s'abandonnent pas au sommeil.

Les bains de propreté ne doivent pas dépasser une demi-heure. Dans les autres cas, c'est au *docteur* qu'il *appartient* de fixer la *durée* du bain.

Il est très important de ne pas donner de bain aussitôt après les repas; il faut laisser entre le repas et le bain un intervalle d'au moins 2 à 3 heures. A la sortie du bain les malades doivent être essuyés *promptement* avec des linges chauds et secs.

*Bains médicamenteux.* — Les bains généraux médicamenteux sont composés d'eaux minérales naturelles ou d'eaux additionnées de substances médicamenteuses.

Ces bains présentent un grand nombre de variétés : bains-acides, alcalins, d'amidon, aromatiques, de barège, salins, savonneux, de sel marin, sinapisés, de son, etc.

Bains alcalins : 250 gr. carbonate de soude.

Bains d'amidon : 500 gr. délayés dans 6 litres d'eau.

Bains sulfureux : 100 gr. de sulfure de potassium.

Bains salins : 1 à 5 kilogr. de chlorure de sodium et 500 gr. de carbonate de soude.

Bains salins : pour les enfants, 2 kilogr. de chlorure de sodium et 200 gr. de carbonate de soude.

Bains de sublimé : 10 à 20 gr. de bichlorure de mercure.

Bains de tilleul : 1 kilogr.

Bains de son : 3 kilogr.

Bains de vapeur : jusqu'à 75 degrés.

LOTIONS. — La lotion est employée froide, soit en lavages, soit en compresses.

La lotion n'est autre chose qu'un bain local, mais elle en diffère par le mode d'application. On pratique, en effet, la lotion avec une éponge, une serviette. L'eau peut être froide ou chaude.

FOMENTATIONS. — La fomentation de la lotion ne diffère que par son mode d'emploi.

Elle est toujours constituée par des liquides chargés de principes médicamenteux soit par solution, soit par infusion ou décoction, mais on fait chauffer ces liquides avant d'en faire usage, et on laisse les compresses qui ont servi à pratiquer la fomentation, appliquées jusqu'à refroidissement sur les parties malades. On en retarde le refroidissement en recouvrant les compresses d'un taffetas gommé.

EMBROCATIONS. — L'embrocation ne diffère des fomentations que parce qu'elle renferme des corps gras.

FUMIGATION. — La fumigation diffère de toutes les opérations précédentes parce qu'elle s'effectue non plus avec des liquides mais avec des gaz ou des vapeurs que l'on dirige sur une partie du corps.

L'action des fumigations est donc locale et non générale comme celle des bains de vapeur ou d'air chaud.

Les fumigations *externes* sont désinfectantes ou médicamenteuses.

Les fumigations *internes* sont pratiquées avec des vapeurs sèches ou humides, avec de l'air chargé de principes médicamenteux volatils, ou bien enfin avec des produits pyrogénés : cigarettes, cartons fumigatoires, papier nitré, digitale anti-asthmatique, arséniate de soude, belladone. On utilise ces préparations en les faisant brûler près du malade qui doit en respirer les vapeurs.

Pulvérisations. — Les pulvérisations sont pratiquées au moyen d'un appareil spécial : le *pulvérisateur*. Le liquide désinfectant est entraîné par un jet de vapeur. Le membre est entouré d'une étoffe imperméable constituant une enceinte suffisamment close et dans laquelle la vapeur est dirigée par un conduit portant l'appareil.

## QUESTIONNAIRE

1° Qu'est-ce que la pharmacie?
2° Qu'est-ce qu'un médicament?
3° Indiquez comment on peut grouper les médicaments?
4° Qu'est-ce qu'un bain?
5° Quelle est la température normale d'un bain simple et sa durée?
6° Indiquez le nombre de degrés que nécessitent les différentes espèces de bains?
7° Indiquez les précautions à prendre avant, pendant et après le bain?
8° Indiquez quelques substances et leur quantité entrant dans la composition de bains médicamenteux?
9° Qu'est-ce qu'une lotion?
10° Qu'est-ce qu'une fomentation?
11° Qu'est-ce que l'embrocation?
12° Qu'est-ce que la fumigation?
13° Indiquez les deux espèces de fumigations?

————×————

## VINGT-NEUVIÈME LEÇON

### Médicaments externes.

Cataplasmes. — Les cataplasmes sont réservés pour l'usage externe. Ils présentent la consistance d'une pâte molle et sont obtenus en délayant des farines ou des poudres dans l'eau bouillante, tenant ou non en dissolution des substances médicamenteuses.

Le cataplasme est destiné à maintenir de l'humidité et de la chaleur à l'endroit où il est appliqué.

La consistance du cataplasme ne doit être ni trop ferme ni trop molle; son épaisseur doit être en rapport avec sa surface.

On ajoute parfois au cataplasme de farine de lin, des poudres, des extraits, des huiles, et divers liquides médicamenteux. On les étale, ou on les verse à la surface du cataplasme au moment de l'appliquer.

*Cataplasmes d'amidon.* — On délaye la substance amylacée dans environ 100 grammes d'eau, de manière à obtenir un lait épais; on porte à l'ébullition le reste de l'eau et on y verse le lait d'amidon par petit filet de manière à ne pas interrompre l'ébullition que l'on ne prolonge que quelques instants.

*Cataplasmes instantanés* de Langlebert.

*Cataplasmes sinapisés.*

Les cataplasmes dont nous venons de parler sont émollients ; celui de farine de moutarde désigné sous le nom de sinapisme est irritant et révulsif.

Sinapisme. — Pour obtenir le sinapisme on délaye rapidement la farine de moutarde dans l'eau tiède, et on applique à l'endroit déterminé.

L'effet révulsif se produit presque immédiatement, il commence par une sensation de chaleur qui se transforme bientôt en brûlure et peut aller jusqu'à la vésication si on oublie d'enlever le topique en temps opportun. Si le malade n'a pas sa connaissance, il ne peut prévenir, il est alors indispensable de soulever de temps à autre un angle du sinapisme et de se rendre compte de la rougeur de l'épiderme.

Le *cataplasme sinapisé* permet d'obtenir une révulsion un peu moins énergique que le sinapisme. On commence par préparer un cataplasme de farine de lin peu épais et assez mou, on attend qu'il soit *tiède;* on répand alors à la surface une petite quantité de farine de moutarde et on l'applique à l'endroit désigné. La révulsion produite par le cataplasme sinapisé est moins douloureuse que le sinapisme, ce qui permet de la prolonger plus longtemps.

Caustiques. — Les caustiques sont des médicaments destinés à détruire les chairs avec lesquelles on les met en contact.

Nous citons les plus usités.

*Caustiques chimiques* (acides sulfurique, azotique, acétique, nitrique, etc.). Sels acides : nitrate et oxyde de mercure et sels facilement décomposables au contact des substances organiques : nitrate d'argent.

Vésicants. — La vésication est caractérisée par une irritation de l'épiderme qui ne va pas jusqu'à la brûlure et n'est pas suivie de la production d'une escarre, mais de l'apparition d'une *(phlyctène)* vésicule produite par l'accumulation de sérosité sous cet épiderme.

Le plus actif des vésicants est la mouche cantharide, on le rejette car il peut produire des signes d'empoisonnement par l'absorption de son principe actif : la cantharidine. Les effets observés sont : de la brûlure au creux de l'estomac, des vomissements, un serrement à la gorge; difficulté de respirer, expectoration abondante, faiblesse générale, délire et convulsions.

Soins d'urgence et contre-poison.

Eau albumineuse : 4 blancs d'œuf pour 1 litre d'eau.

Excitants ou calmants suivant les cas.

Collyres. — Les collyres sont des médicaments destinés au traitement des affections des yeux et des paupières. Ils sont *liquides*, *mous* ou *secs* : poudres.

Les collyres liquides, présentant la moindre trace de trouble ou d'altération doivent être rejetés *immédiatement*.

Les collyres *liquides* sont employés par *gouttes* : on a recours à l'instillation qui consiste à laisser tomber quelques gouttes de liquide; on la pratique à l'aide d'un compte-gouttes.

Les collyres *mous* s'appliquent avec une petite spatule extrêmement fine et douce.

Les collyres *secs* s'insufflent au moyen d'un petit pinceau stérilisé.

Le maniement des collyres demande beaucoup de précautions, de soins et d'asepsie.

Emplatres, Onguents. — Le emplâtres et les onguents sont des médicaments destinés à être appliqués sur la peau à laquelle ils adhèrent plus ou moins fortement.

Les emplâtres diffèrent des onguents par une consistance beaucoup plus ferme due à une proportion plus considérable de résine, ou à la présence d'un savon à base d'oxyde de plomb.

Sparadrap. — On désigne sous le nom de sparadrap des bandes de tissus, coton ou toile, dont l'une des faces est recouverte d'une couche mince et uniforme de masse emplastique.

Collodion. — Le collodion n'est autre chose qu'une dissolution de fulmi-coton dans de l'éther alcoolisé. Il est employé comme enduit protecteur dans les affections très légères de la peau.

LA LAMINAIRE. — Espèce d'algue réduite à un très petit volume par la dessiccation et qui se gonfle notablement par l'humidité. Elle est très employée comme agent dilateur; on la conserve dans une solution d'éther iodoformé.

HUILES MÉDICINALES. — Elles appartiennent à la classe des corps gras. Ce sont des corps neutres, insolubles dans l'eau, solubles dans l'éther, le chloroforme et quelquefois dans l'alcool fort :

Huile d'amande douce.

Huile d'olive (camphrée, phéniquée).

Huile de ricin.

Huile de croton (extrêmement irritante).

Huile de foie de morue.

Huile de vaseline.

Huile de camomille.

Huile de jusquiame.

VASELINE. — Sous ce nom on désigne un produit complexe, mélange d'huiles lourdes et de paraffines de pétrole, plus ou moins coloré suivant le degré de purification.

Pour l'usage médical on ne doit employer que la vaseline blanche.

LINIMENTS. — Les liniments sont des médicaments destinés à être appliqués sur la peau; leur consistance est liquide. On en fait usage pour oindre ou frictionner la peau dans le but de combattre diverses affections; ils ont pour base des matières grasses. Il existe deux manières d'appliquer les liniments, suivant qu'ils sont calmants ou excitants : *onction, friction.*

*Onction.* — Cette opération consiste à étaler le médicament à l'endroit désigné, et cela en exerçant une pression aussi *légère que possible.*

*Friction.* — La friction est une opération dont le nom indique suffisamment la nature. On la pratique soit avec la main, soit avec de la flanelle imprégnée de la préparation médicamenteuse.

SUPPOSITOIRES. — Les suppositoires sont des médicaments solides de consistance assez ferme bien que facilement solubles, et destinés à être introduits dans le rectum ou le vagin.

La matière qui les constitue est le beurre de cacao. Le poids moyen d'un suppositoire est de 4 grammes pour un adulte et de 2 grammes pour un enfant.

INJECTIONS. — Les injections consistent à introduire dans les cavités naturelles du corps des médicaments liquides au moyen d'un instrument spécial qui les chasse sous forme de jet et permet de les faire pénétrer profondément.

On les divise en injections nasales, auriculaires, vaginales et rectales.

Au point de vue de la quantité du liquide les lavements sont divisés de la manière suivante :

Lavement entier : 1/2 litre, 500 grammes.

Demi-lavement : 1/4 litre, 250 grammes.

Quart de lavement : 1/8 de litre, 125 grammes.

Toutes les fois qu'un lavement n'est pas uniquement laxatif ou purgatif, mais qu'il est destiné à nourrir le malade ou à faire absorber un médicament, il est indispensable d'administrer préalablement un lavement simple pour débarrasser le rectum. Il faut de plus réduire la quantité à 1/4 de lavement, de manière à ce qu'il soit conservé le plus longtemps possible et puisse même être absorbé en totalité s'il s'agit de lavement alimentaire.

Les lavements sont adoucissants, laxatifs, purgatifs, médicamenteux ou nutritifs.

## QUESTIONNAIRE

1° Qu'est-ce qu'un cataplasme?

2° Indiquez les différentes espèces de cataplasmes et la manière dont ils doivent être faits?

3° Qu'est-ce qu'un caustique?

4° Indiquez ceux qu'on emploie le plus généralement?

5° Qu'est-ce que la vésication?

6° Indiquez les effets et les dangers possibles des vésicants, le moyen d'y remédier?

7° Qu'est-ce qu'un collyre?

8° Indiquez les différentes consistances qu'il peut avoir?

9° Qu'est-ce qu'un emplâtre?

10° Qu'est-ce qu'un onguent?

11° Qu'est-ce que le collodion?

12° Qu'est-ce que le laminaire?

13° Qu'entend-on par huile médicinale?

14° Citez quelques huiles médicinales?

15° Qu'est-ce que la vaseline?

16° Qu'est-ce que les liniments?

17° Indiquez les deux modes d'application des liniments?

18° Qu'est-ce qu'un suppositoire?

19° Qu'est-ce qu'une injection?

20° Indiquez les noms des injections les plus fréquemment pres-
    crites?

21° Indiquez la quantité de liquide généralement employé dans les
    différents lavements?

———×———

## TRENTIÈME LEÇON

### Liste des médicaments d'urgence.

Antypirine.
Alun.
Acide phénique.
— borique.
Alcool à 90°.
Ammoniaque.
Collodion.
Cataplasme Langlebert.
Emétique, 5 centigr. (faire vomir).
Ipéca, de 1 gr. à 1 gr. 50.
Iode.
Ether.
Glycérine.
Laudanum, 8 à 10 gr. (opium dissous dans du vin).
Sulfate de quinine, 0 gr. 50 (fièvre).
Sublimé, 0 gr. 25 pour *1 litre* d'eau bouillie.
Sinapismes (Rigollot).
Magnésie, 15 grammes pour une purgation.
Bismuth, 25 à 50 centigrammes.
Valérianate de quinine, 0 gr. 50 (névralgies).
Huile de ricin.
Nitrate d'argent.
Huile de camomille.
Huile camphrée.
Huile d'amandes douces.
Quinquina.
Alcool de menthe.
Vaccin et vaccinostyles.
Sérum artificiel, anti-tétanique, anti-diphtérique, anti-pesteux,
anti-venimeux.

Ventouses, scarificateur.
Orge.
Mauve.
Bourrache.
Tilleul.
Camomille pour les boissons.
Sulfonal, cachets de 0 gr. 50 pour dormir.
Bromhydrate de quinine (pour les fièvres nerveuses).

### Instruments d'urgence.

Une petite trousse contenant :
Ciseaux (droits ou courbes).
Stylets.
Sonde cannelée.
Pinces hémostatiques.
Abaisse-langue.
Pinces à disséquer (à griffe ou plate).
Pince tire-langue.
Seringue de Roux ou seringue de Pravaz perfectionnée ou stérilisable.
Vaccinostyles et tubes renfermant le vaccin.
Aiguilles de Reverdin. Agrafes Michel.
Spatules.
Et tout ce qui est nécessaire pour les pansements.
Drains stérilisés (de différentes grosseurs).
Fils d'argent stérilisés (de différentes grosseurs).
Caféïne, morphine, cocaïne, sérums en ampoules.

———

L'état des médicaments contenus dans les boîtes de secours doit être fréquemment vérifié (au moins une fois par mois).

### Abréviations.

R    veut dire : prenez.
AA        —        quantité égale de chaque.
Pae       —        parties égales.
QS        —        quantités suffisantes.
QV        —        que vous voudrez.
FSA       —        faites selon art.
MD        —        mêlez et divisez.
0° placé à la droite et en haut d'un nombre veut dire : degré centigrade.
Ex. : 18° signifie 18 degrés centigrades.

## Evaluation des poids des diverses quantités<br>désignées sous les noms suivants.

Eau. — La goutte pèse 0,05 centigrammes.
— La cuillerée à café    pèse  5 grammes.
— — dessert — 10 —
— — soupe — 15 —
Un verre ou 10 cuillerées à soupe pèse 150 grammes environ.
Une pincée de fleurs (camomille, mauve) (Codex), 3 à 5 gr.
La poignée ordinaire pèse 20 à 25 grammes.
Sirop : cuillerée à café, 7 gr.; à dessert, 14 gr.; à soupe, 20 gr.
Huile — 4 — 8 — 12

Les médicaments ne doivent jamais être à la portée du malade. *Avant de se servir* d'un médicament, vérifier toujours soigneusement l'étiquette après s'être reporté à l'ordonnance du médecin.

### Composition d'une ordonnance.

En général une ordonnance est composée de deux parties :
1° La première est l'énumération des substances qui doivent entrer dans le médicament.
2° La seconde renferme les indications que le médecin juge à propos d'indiquer pour l'exécution de la prescription.
Pour la médication interne il est nécessaire, dans la formule, d'écrire en toutes lettres le chiffre de la dose indiquée, qu'il s'agisse de centigrammes et surtout de milligrammes. On comprend facilement comment le déplacement de la virgule ou un zéro de plus ou de moins dans un pareil chiffre modifie la prescription.
Lorsqu'il s'agit de gouttes, ce sont les chiffres romains dont on doit faire usage.

### Analyses.

*Pour l'albumine.*    Prendre de l'urine à jeun. Puis avoir soin de la laisser déposer, et ensuite la filtrer. Mettre l'urine dans un tube en verre, environ jusqu'à la moitié, faire bouillir au-dessus d'une lampe à alcool. Si l'urine est acide, le seul fait de l'ébulli tion suffit pour dévoiler l'albumine; si l'urine est alcaline, il faut la rendre acide au moyen de quelques gouttes d'acide acétique que l'on versera doucement en le faisant *couler* le long de la paroi. S'il n'y a pas d'albumine, l'urine *doit rester claire*. Il peut quelquefois se produire des nuages à la simple ébullition, par la seule présence des phosphates.

Pour les faire disparaître et bien s'assurer que ce n'est pas de l'albumine, l'emploi de l'acide acétique suffit.

On emploie l'acide *acétique* à *chaud* et l'acide *nitrique* à *froid*.

*Pour le diabète.* — Faire bouillir dans un tube en verre, par la partie supérieure et promenant le tube sur la flamme, 4 centimètres de hauteur de liqueur de Fehling. Ajouter ensuite la même quantité d'urine et refaire bouillir. S'il y a du sucre, la liqueur de Fehling doit devenir *rouge couleur brique*, s'il n'y en a pas, elle doit rester bleue.

## QUESTIONNAIRE

1° Indiquez une liste de médicaments d'urgence que doit connaître une infirmière?

2° Indiquez les instruments qu'une infirmière doit avoir dans sa trousse?

3° Quelles sont les précautions élémentaires qu'une infirmière doit prendre en donnant à un blessé ou à un grand malade une boisson ou un médicament?

4° Indiquez les abréviations de formules d'ordonnance qu'une infirmière doit connaître?

5° Indiquez comment est composée une ordonnance et en combien de parties?

6° Indiquez le poids des quantités désignées dans une ordonnance sous le nom de goutte, cuillerée à café, à dessert, à soupe, un verre, une poignée?

7° Qu'est-ce que faire une analyse médicale?

8° Indiquez la manière dont elle doit être faite?

9° Comment se révèle l'albumine dans les urines?

10° Comment se révèle le diabète?

---×---

## TRENTE ET UNIÈME LEÇON

### Médicaments internes.

BOUILLONS. — Les bouillons sont des liquides, le plus souvent alimentaires, et dont la base est la chair des animaux : jus de viande, gelée de viande, consommé (au moyen de la marmite américaine), pulpe de viande.

Collutoires. — Gargarismes. — Ces médicaments sont destinés au traitement des affections de la bouche et de l'arrière-bouche. Les collutoires présentent une consistance analogue à celle du miel, et sont appliqués avec un pinceau stérilisé.

Les gargarismes peuvent être considérés comme des collutoires auxquels on ajoute un excipient liquide. Le patient les introduit dans la bouche par une forte inspiration, on renverse alors la tête en arrière, on ouvre largement la bouche en même temps qu'on chasse lentement par cette voie l'air inspiré, le liquide s'agite et pénètre profondément sans qu'on l'avale à cause du courant gazeux qui le rejette sans cesse.

Il est cependant prudent de toujours prévenir le malade de ne pas avaler le gargarisme.

Eaux médicinales. — Elles sont constituées par la solution dans l'eau d'un ou plusieurs principes médicamenteux dont la nature est très variable.

Eau gazeuse { bi-carbonate de soude | environ 6 à 7 gr. pour 1 litre.
{ acide tartrique | — 4 gr. pour 1 litre.

Emulsions. — Ce sont des liquides présentant un aspect laiteux.

Potions. — Les potions sont des préparations liquides destinées à être administrées par cuillerées. Les éléments qui entrent dans la composition d'une potion peuvent être assez nombreux, mais en général ils ne sont jamais inférieurs à trois.

*Exemple :* la base : extrait d'opium.
le véhicule ou expédient : eau distillée.
le correctif ou adjuvant : sirop de fleurs d'oranger.

Sirops. — Les sirops sont des médicaments liquides dont la conservation est assurée par le sucre qui forme environ les deux tiers de leur poids. Ils sont simples ou composés.

Teintures. — Les teintures sont des médicaments liquides constitués par de l'alcool chargé des principes actifs d'une ou de plusieurs substances médicamenteuses *mais sèches.*

*Alcoolatures.* — Les alcoolatures sont des teintures préparées avec des plantes fraîches.

*Alcoolats.* — Les alcoolats sont des teintures distillées et par conséquent ne renfermant que des principes volatils.

*Alcoolès.* — Les alcoolès sont des médicaments composés résultant du mélange des teintures avec diverses substances.

*Elixirs.* — Résultat du mélange des teintures avec des alcoolats, des essences, des sirops.

Tisanes. — Les tisanes sont des boissons peu chargées de principes médicamenteux. Ce sont en général des produits végétaux qui servent à la préparation des tisanes.

Différents modes de préparation des tisanes :

Solution.
Macération.
Infusion.
Digestion.
Décoction.

*Solution.* — On prépare de cette manière les tisanes lorsque la substance à employer est entièrement soluble dans l'eau.

*Exemple :* 1° tisane de gomme arabique : 20 grammes par litre. On la lave d'abord dans une première eau pour la dégager des substances étrangères qui en souillent la surface ;

2° Eau albumineuse : 2 blancs d'œufs pour 1 litre.

Dans les cas d'empoisonnement on prépare l'eau albumineuse avec 4 blancs d'œufs pour 1 litre.

*Macération.* — Elle consiste à mettre pendant un temps plus ou moins long une substance en contact avec un liquide froid afin d'en isoler les parties solubles qu'elle peut contenir.

*Exemple :* Gentiane
Quassia amara } 5 gr. par litre; macération, 4 heures.
Rhubarbe
Réglisse : 10 gr. par litre, 2 heures de macération.

*Infusion :* L'infusion consiste à verser un liquide bouillant sur les matières dont on veut extraire les parties solubles. L'infusion s'emploie lorsque les substances se laissent facilement pénétrer par l'eau et lui cèdent rapidement leurs principes solubles.

| Anis | maïs | | 10 grammes par litre, |
| Armoise | fleurs de mauve | | |
| Capillaire | pensées sauvages | | |
| Centaurée | tilleul | | 1/4 d'heure d'infusion. |
| Eucalyptus | violettes | | |
| Fumeterre | valériane | | |
| Arnica | coquelicot | oranger | 5 gr. par litre, |
| Bourrache | sureau | hysope | 1/2 heure d'infusion. |

Camomille, fleurs pectorales { mélisse } 5 gr. par litre,
{ menthe } 1/2 heure d'infusion.

Safran : 0 gr. 20 pour 100 gr. d'eau, 1/2 heure d'infusion.

Saponaire  
Asperges  
Bourgeons de sapin } 20 gr. par litre, 1/2 heure d'infusion.  
Douce amère  
Quinquina

*Décoction.* — Lorsqu'on doit arriver à la température de l'ébullition et la prolonger quelque temps, l'opération prend le nom de décoction.

Les tisanes que l'on prépare par ce moyen sont les tisanes de céréales :

Riz  
Gruau } Eau quantité suffisante.  
Orge

*Digestion.* — La digestion ressemble à la macération en ce qu'on laisse les substances plongées dans l'eau pendant un certain temps; mais elle en diffère en ce que au lieu d'opérer à froid, on maintient le liquide à une température plus ou moins élévée sans cependant atteindre l'ébullition.

On ne prépare guère par ce moyen que la tisane de *salsepareille* à la dose de 60 grammes par litre.

---

## QUESTIONNAIRE

---

1° Qu'est-ce que le bouillon?  
2° Qu'est-ce qu'un collutoire?  
3° Qu'est-ce qu'un gargarisme?  
4° Comment le malade se sert-il du gargarisme?  
5° Comment sont constituées les eaux médicinales?  
6° Qu'est-ce qu'une émulsion?  
7° Qu'est-ce qu'une potion?  
8° De combien de parties, au minimum, se compose-t-elle?  
9° Donnez un exemple?  
10° Qu'est-ce qu'un sirop?  
11° Qu'est-ce qu'une teinture?  
12° Nommez les différentes teintures?  
13° Qu'est-ce qu'un élixir?  
14° Qu'est-ce qu'une tisane?

15° Indiquez les différents modes de préparation des tisanes, et donnez un exemple pour chaque mode?
16° Qu'est-ce que la macération?
17° Donnez quelques exemples de tisanes préparées par ce moyen?
18° Qu'est-ce qu'une infusion?
19° Donnez une liste de substances communément employées avec la quantité nécessitée et le temps d'infusion?
20° Qu'est-ce que la digestion?
21° Indiquez la tisane qui, presque seule, se prépare ainsi, et marquez la dose employée?

OBERTHUR, RENNES (253-03).

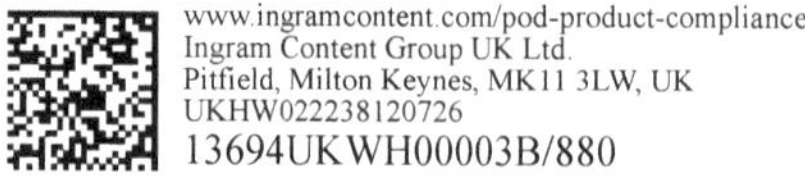
www.ingramcontent.com/pod-product-compliance
Ingram Content Group UK Ltd.
Pitfield, Milton Keynes, MK11 3LW, UK
UKHW022238120726
13694UKWH00003B/880